# Le Plaisir d'arrêter de fumer

# Le Plaisir d'arrêter de fumer

Bertrand Dautzenberg

FIRST Editions

**Avertissements**

Les informations fournies dans cet ouvrage ne remplacent en aucun cas les traitements ou les conseils d'un médecin ou d'un autre professionnel de santé. Elles vous aideront simplement à faire des choix éclairés.
Parce que chaque individu est unique, il appartient au médecin d'effectuer un diagnostic et de superviser les traitements pour chaque problème de santé. Si un patient suivi par un médecin reçoit un conseil contraire à ceux fournis dans cet ouvrage, les conseils du médecin devront être respectés car ils se basent sur des caractéristiques uniques de cet individu, ce que ne peut pas faire un livre comme celui-ci qui donne des conseils pour le plus grand nombre.



ISBN : 978-2-4120-2163-7
Dépôt légal : janvier 2017
Imprimé en Italie

Édition : Lisa Marie et Émeline Guibert
Correction : Muriel Mekies
Couverture : Olivier Frenot
Mise en page : Catherine Kédémos

Éditions First, un département d'Édi8
12, avenue d'Italie
75013 Paris - France
Tél. : 01 44 16 09 00
Fax : 01 44 16 09 01
firstinfo@efirst.com
Site Internet : www.editionsfirst.fr

# Sommaire

**Partie 5 – Je ne fume plus !**

# À PROPOS DE L'AUTEUR

**Bertrand Dautzenberg** est professeur de pneumologie à la Pitié-Salpêtrière à Paris (APHP et UPMC).

Après un début de carrière en réanimation respiratoire, puis dans la prise en charge des cancers du poumon, des infections respiratoires et des BPCO (broncho-pneumopathie chronique obstructive), il consacre maintenant son temps à la lutte contre la cause de ces maladies : le tabac.

Il a écrit deux rapports au gouvernement, présidé deux conférences d'experts, écrit quinze livres sur le tabac et préside la commission AFNOR e-cigarettes.

Investi depuis quarante ans dans la lutte contre le tabac, sa consultation *e-cigarette* ouverte en 2013 lui a appris l'importance du plaisir dans l'arrêt du tabac et l'a conduit à repenser totalement son approche.

# INTRODUCTION

## CE PETIT LIVRE EST-IL POUR VOUS ?

- **Comme de nombreux fumeurs, vous voulez vous libérer du tabac**, mais vous avez tout essayé, rien ne fonctionne !
  ▸ J'ai écrit ce Petit Livre pour vous. Cela ne vous coûtera rien de suivre mes conseils même si vous êtes incrédule : rien à perdre, tout à gagner ! Et si jamais cela ne marche pas, vous pourrez dire que c'est moi qui suis « nul », pas vous !

- **Vous êtes heureux de fumer,** n'avez pas envie de vous priver ni d'arrêter de fumer, mais une partie de votre cerveau vous dit « Pourquoi ne pas faire un essai ? ».
  ▸ J'ai écrit ce Petit Livre pour vous. Il vous fera comprendre pourquoi vous fumez chaque cigarette et quelles sont les bases de votre plaisir de fumer.

- **Vous êtes malade du tabac,** avec un cancer, une BPCO, vous allez vous faire opérer ou voulez avoir un enfant, bref vous n'avez pas le choix : vous devez arrêter.
  ▸ J'ai écrit ce Petit Livre pour vous. Il vous aidera, avec la nicotine non fumée, à vous libérer sans effort de l'envie de fumer.

- **Vous ne fumez pas le matin et pas forcément tous les jours.**
  ▸ Ce Petit Livre n'est pas initialement écrit pour vous, mais vous pouvez tout de même le lire pour y puiser des conseils ou aider d'autres fumeurs.

## LE CŒUR DE MON MESSAGE

Vous qui fumez votre première cigarette dans l'heure du lever, vous êtes une victime de la *dépendance tabagique*, une maladie chronique associée à une mortalité de 50 % et non un individu « nul et sans volonté ».

Chez vous, fumer n'est pas un choix libre, c'est une addiction qui a pris le contrôle de votre cerveau. Il est inutile, voire nuisible, d'essayer d'arrêter de fumer simplement avec votre volonté et de lutter contre les fortes envies de fumer. Mettez toute votre énergie à utiliser les bons outils pour **supprimer l'envie de fumer**, mais ne vous privez pas.

Lutter contre l'envie de fumer rend irritable, fait grossir et, si cela ne marche pas, déprime. Je vous propose de ne faire aucun effort et de fumer quand vous avez envie afin de mieux vous libérer du tabac.

Gardez votre énergie pour supprimer de la façon la plus agréable possible l'envie de fumer. Aussi longtemps que vous êtes capable de fumer jusqu'au bout une cigarette sans dégoût, je vous conseille de la fumer, mais de prendre les mesures pour réduire l'envie de fumer la suivante.

## COMMENT LIRE CE PETIT LIVRE ?

Ce livre est structuré en 5 parties et 18 chapitres. Il existe plusieurs façons d'aborder et de lire ce livre :

- De manière classique, en le lisant du début à la fin ;
- En allant à la pêche dans le sommaire, chaque page pouvant être lue de façon isolée ;

- En lisant le livre par partie ou par chapitre, au gré de vos sujets d'intérêt.

Gardez ce compagnon d'arrêt auprès de vous tout au long de votre libération du tabac.

Ce Petit Livre est écrit pour vous, mais ce n'est pas une baguette magique. Ce n'est pas la méthode miracle que certains vous promettent, mais il vous aidera à piloter vous-même, ou avec l'aide de soignants ou de votre entourage, votre arrêt. Chaque fumeur est différent et peut s'approprier mes conseils et les adapter à son expérience. Bon courage !

# PARTIE 1
# CHANGER D'ÉTAT D'ESPRIT POUR SE LIBÉRER DU TABAC

## 1 – COMPRENDRE ET SE PRÉPARER

### LES FUMEURS SONT ESSENTIELLEMENT DES VICTIMES DE L'INDUSTRIE DU TABAC

Les fumeurs affirment volontiers qu'ils se sont « fait avoir » quand ils étaient adolescents et qu'ils continuent à fumer car ils sont dépendants du tabac.

Depuis des décennies, l'industrie du tabac a développé des trésors d'ingéniosité pour recruter des adolescents en leur faisant croire que fumer était une liberté.

Les documents saisis par la justice américaine prouvent le cynisme d'une industrie qui sait pertinemment que la grande majorité de ses bénéfices vient de votre perte de liberté provoquée par l'inoculation à l'adolescence de la dépendance tabagique.

**Les cigarettiers ont fait les meilleurs efforts pour vous inoculer la dépendance nicotinique**

« Il n'y a certainement rien d'immoral ou contraire à l'éthique de notre société en essayant d'attirer les jeunes à fumer nos cigarettes... De façon réaliste, si notre société veut survivre et prospérer, à long terme, nous devons obtenir notre part du marché des jeunes... cela nécessitera de nouvelles marques adaptées au marché des jeunes » et le cigarettier s'attache aux moyens d'attirer les « pré-fumeurs » (les adolescents qui ne fument pas !), les apprentis fumeurs et les fumeurs confirmés. Aux pré-fumeurs et apprentis, ils soulignent la nécessité de leur faire croire que fumer c'est cool, c'est la liberté, et d'adoucir le désagrément des premières cigarettes. Document RJR datant de 1973

## APOLOGIE DU PLAISIR

L'homme, comme tout être vivant, aime le plaisir, les choses agréables. L'être humain accepte les efforts et les sensations désagréables pour obtenir secondairement une chose désirée.

Ainsi une femme accepte d'accoucher pour voir naître son bébé, mais elle ne refusera pas la péridurale qui supprime la douleur de l'accouchement. Il en va de même pour l'arrêt de la cigarette.

Pour réaliser le souhait de quitter le tabac qui habite la majorité des fumeurs, beaucoup de médecins proposent le sevrage par la motivation. Un passage pénible dont on peut sortir victorieux et fier de soi, mais aussi (dans plus de la moitié des cas) honteux de son échec, persuadé que l'on est « nul ».

Les vapoteurs m'ont appris la sortie du tabac par le plaisir. Un e-liquide qui n'est pas bon, qui ne plaît pas, n'est pas utilisé et le tabagisme persiste. En revanche, les vapoteurs qui trouvent le dispositif qui assure un plaisir dans les 5 premières secondes quittent le tabac et n'y reviennent pas.

Ce principe de la sortie du tabac par et pour le plaisir s'applique aussi aux méthodes médicales classiques et il serait stupide de refuser le plaisir.

## DANS LE CERVEAU CERTAINS NEURONES NE SONT PAS CONTRÔLÉS PAR LA VOLONTÉ

Je vous propose de voyager dans votre cerveau pour mieux comprendre ce qui s'y passe et pourquoi le besoin de fumer est si fort, totalement indépendant de votre volonté et comment je vais vous guider pour quitter avec plaisir le tabac en 2 à 4 semaines, puis la nicotine en 4 à 10 semaines.

La première chose à comprendre est que certaines zones du cerveau ne sont en rien contrôlées par votre volonté. Le fonctionnement de certains neurones situés à la partie basse du cerveau est le même chez les reptiles, les oiseaux, les souris et chez l'homme. Ce sont eux qui gèrent notre survie et nos besoins primaires : « J'ai soif », « J'ai faim », « J'ai sommeil », etc. Ces signaux sont envoyés par le cerveau mais ne sont ni « intelligents », ni contrôlés par la volonté.

Comme vous avez sans doute commencé à fumer jeune, de nombreux récepteurs nicotiniques se sont greffés dans cette partie basse de votre cerveau. Ces très nombreux récepteurs se multiplient en permanence pour constituer une meute qui sait puissamment se faire entendre pour réclamer sa nicotine dès l'aube.

## LE DIALOGUE ENTRE MES DEUX CERVEAUX

À la partie basse du cerveau ces récepteurs aboient ainsi telle une meute de chiens pour exiger que l'on leur donne sans délai de la nicotine. Dès l'aube, ces récepteurs envoient des signaux : « Je veux ma nicotine », « J'exige ma nicotine », « Ma nicotine, tout de suite ! ».

À la surface du cerveau se trouvent d'autres neurones constituant le cortex cérébral, qui fait toute l'intelligence de l'être humain. Le cortex peut négocier en regard d'une demande « J'ai soif » ou « J'ai sommeil » des neurones de la partie basse du cerveau, mais s'épuise dans des conflits sans fin entre les deux cerveaux face aux récepteurs nicotiniques du fumeur qui réclament sans cesse de la nicotine, provoquant irritabilité, boulimie, troubles du sommeil et dépression.

## MAIS QUI SONT CES RÉCEPTEURS NICOTINIQUES QUI ME POURRISSENT LA VIE ?

La fine membrane des cellules, en particulier des neurones cérébraux, est parsemée de récepteurs transmembranaires, sorte de minuscules ressorts dont la lumière est ouverte ou fermée quand ils se tordent sur eux-mêmes. Chacun de ces récepteurs a une forme très particulière, tel l'intérieur d'une serrure : une clef adaptée est nécessaire pour l'activer. Parmi la famille des récepteurs à l'acétylcholine, certains peuvent être ouverts par la nicotine : ce sont les récepteurs nicotiniques situés dans différentes parties du corps, dont la zone des noyaux gris centraux du cerveau.

Ces récepteurs ont un nombre et une sensibilité adaptables. S'ils ne sont pas stimulés par la nicotine, ils sont peu nombreux et sensibles ; s'ils sont stimulés par les shoots de nicotine, leur nombre augmente et ils se désensibilisent.

C'est à l'adolescence, au moment où les circuits cérébraux finissent de se mettre en place, qu'ils sont particulièrement susceptibles de se multiplier par 10 ou par 100, sous l'effet de pics de nicotine répétés. Ils sont alors implantés à vie, même si leur nombre diminue en l'absence de nouveau shoot de nicotine. Ces récepteurs sont prêts à resurgir en nombre à tout moment.

## PLAN D'ACTION

Le premier objectif d'un fumeur est de **saturer 24 heures/24 h les récepteurs nicotiniques** avec de la nicotine non fumée afin de supprimer le désir de fumer.

**Le rôle de votre médecin** est d'abreuver votre meute de récepteurs nicotiniques aboyant de façon à ce que, gavés de nicotine, ils ne hurlent pas en permanence leurs besoins impérieux de fumer.

**Votre rôle de fumeur** sera donc de prendre le traitement pour supprimer l'envie, de ne pas fumer quand vous n'avez pas envie de fumer. Cependant, dès que vous avez envie de fumer plus de deux secondes, allumez votre cigarette sans aucune restriction, sans aucun effort pour ne pas le faire.

# 2 – LE FUMEUR ET CEUX QUI L'ENTOURENT

## JE SUIS FORMIDABLE ET JE LE DIS : CE N'EST PAS PARCE QUE JE SUIS NUL QUE JE FUME ENCORE

Oui, j'ai fait des bêtises en commençant à fumer quand j'étais jeune, mais à l'époque je ne savais pas à quel point j'allais être accroché et combien le tabac était mauvais : on m'a fait croire que le tabac c'était « la liberté » et être « cool entre amis »… Fadaises !

Maintenant j'ai compris : je me suis fait rouler par les cigarettiers qui m'ont pris ma liberté de ne pas fumer. Si je continue à fumer, ce n'est pas parce que je le veux, mais car mes récepteurs nicotiniques aboient leur famine de nicotine.

Cela n'a rien à voir avec ma volonté, mon intelligence et je suis sûr que j'ai beaucoup plus de volonté que ces âmes bien pensantes qui me sermonnent en me disant : « Tu fumes encore, car tu n'as pas de volonté ». C'est terrible d'entendre que je suis coupable de fumer alors que je suis victime. Victime de l'addiction, victime de la dépendance qui, certes, est peut-être en partie due à mes erreurs d'adolescent qui m'ont conduit à me faire piéger par les cigarettiers. Mais maintenant je suis une victime d'une maladie chronique reconnue par l'OMS : la dépendance tabagique.

## LES CONSEILS DE L'ENTOURAGE ÉNERVENT ET POUSSENT PLUS À FUMER QU'ILS N'AIDENT

Recopiez sur votre ordinateur le message suivant en le personnalisant et affichez-le sur votre réfrigérateur.

> *Dominique* est en train de quitter le tabac, *Il (elle)* ne fumera plus le *31 mai 2017*.
> Merci de le laisser prendre autant de nicotine non-fumée que cela est nécessaire et de le laisser fumer quand il en a besoin.
> Les conseils que vous lui donnez l'énervent.
> Si vous ne l'aimez pas et souhaitez le voir mourir du tabac, continuez à donner vos conseils !
> Si vous l'aimez laissez-le gérer seul, cela augmentera ses chances de succès !
> Le 10 juin, il sera devenu un ex-fumeur.
>
> Pr Bertrand DAUTZENBERG

## DES EFFORTS INUTILES ET PARFOIS NUISIBLES

Faire des efforts pour ne pas fumer quand l'envie vous tenaille n'a aucune utilité, car cela n'aide en rien l'arrêt ou la prévention des rechutes.

Prendre 5 ou 10 kg en étant énervé toute la journée est vécu par beaucoup comme un échec, comme une preuve pour le fumeur qu'il est désespérément « nul ». Si arrêter de fumer par courage et motivation peut bien se passer pour certains, plus de la moitié des fumeurs n'arrivent pas à arrêter et ressortent de cette tentative d'arrêt avec un sentiment d'échec qui les conduit parfois à fumer plus.

Il est étrange d'observer que la plupart des fumeurs veulent se punir en recherchant la souffrance lors de l'arrêt du tabac et refusent de prendre des doses adaptées de nicotine non fumée pour sortir de leur dépendance, comme si d'arrêter « cool et par plaisir » allait les faire passer pour des faibles. Le tabac est une drogue qui vous tient et qui a une chance sur deux de vous tuer si vous ne l'abandonnez pas. Arrêter de fumer peut aussi être un plaisir et il n'y a aucune raison de s'en priver.

## LES DANGERS DE LA RECHERCHE DE MOTIVATION POUR L'ARRÊT DU TABAC

Le cycle de préparation aux changements de Prochaska et les interviews de motivation sont des techniques validées de changement de comportement qui n'ont pas été développées à la base pour les fumeurs, mais qui sont largement utilisées par ceux qui souhaitent arrêter de fumer. L'utilisation de ces techniques en première intention est justifiée chez les fumeurs non dépendants qui ne fument pas tous les jours dans l'heure du lever, ou chez les adolescents ; bref, chez les fumeurs dont le comportement est la cause principale de l'acte de fumer.

Mais si l'on fume tous les jours dans l'heure suivant le lever, le tabagisme n'est plus un comportement, c'est avant tout une maladie.

Prôner la motivation, l'effort, le changement de comportement en mettant la pression sur le fumeur, alors que celui-ci est en manque de nicotine, relève plus du sadisme que de la médecine. Certes, on peut se faire arracher des dents sans anesthésie, accoucher sans péridurale et se coucher sur une planche à clous de fakir, mais beaucoup sortent en échec de ces expériences et ne gardent en mémoire que la souffrance.

## LES AVANTAGES DE NE PAS FAIRE D'EFFORT

Pendant longtemps le plaisir et le bien-être n'ont pas été intégrés à la notion de santé. La douleur, lors de l'accouchement ou lors d'une opération, était obligatoire. On louait la souffrance pour ses effets « rédempteurs ».

Ces notions restent enfouies dans de nombreux jugements. D'énormes progrès ont été accomplis contre la douleur, y compris contre la douleur des nouveau-nés dont certains déclaraient encore récemment qu'ils ne souffraient pas.

Une dose insuffisante de nicotine laisse le fumeur dans la souffrance. Un substitut nicotinique oral qui plaît et qui est pris à bonne posologie est efficace. Un substitut nicotinique qui ne plaît pas, n'est pas pris et le fumeur déclare qu'il ne marche pas. De même, une cigarette électronique qui ne donne pas une bonne sensation dans la gorge n'est pas utilisée.

**Le plaisir n'est pas une option lors de la prise de nicotine orale, c'est une obligation médicale pour guérir du tabagisme.**

# 3 – UN RÉSEAU DE PROFESSIONNELS DE SANTÉ POUR VOUS SOUTENIR

## VOTRE GÉNÉRALISTE VOUS AIDE

Beaucoup de médecins généralistes sont intéressés par l'accompagnement des fumeurs (même si beaucoup seront surpris par ce Petit Livre).

Certains ne font qu'une prisc en charge minimale, d'autres acceptent de conduire une prise en charge des fumeurs plus poussée. Même si votre médecin ne souhaite pas faire une prise en charge complète qui lui prend du temps, vous pouvez lui demander des conseils pour vous libérer du tabac.

S'il n'a que peu de temps, vous pouvez faire appel à d'autres professionnels de santé intéressés. Les infirmières, les kinésithérapeutes, les sages-femmes ou les chirurgiens-dentistes peuvent également vous prescrire des substituts nicotiniques.

Le médecin vous aidera à prendre la décision d'arrêt et à choisir les méthodes d'arrêt. Il vous fera éventuellement les ordonnances nécessaires, en particulier si vous êtes sous Champix®

(varénicline) ou Zyban® (bupropion), avez des pathologies associées ou êtes enceinte.

Au cours de vos visites successives, votre médecin vous suivra également et vous aidera à ne pas rechuter.

## LES CONSULTATIONS DE TABACOLOGIE

Il existe en France environ 600 consultations de tabacologie qui prennent en charge les fumeurs dépendants pour les aider à faire le point sur le tabagisme, réduire le risque du tabagisme à l'aide des médicaments ou de la cigarette électronique, mais surtout à vous conduire à l'abandon du tabac.

Ces consultations sont sur rendez-vous, presque toutes individuelles, rarement en groupe. Elles sont considérées comme des consultations de premier recours et ne nécessitent pas de lettre du médecin référent. La première consultation est plus longue pour faire le point. En moyenne, cinq consultations suivront en fonction du cas de chaque fumeur.

Les consultations ont souvent des facilités pour un accès à un psychologue, à une diététicienne et à des infirmières tabacologues qui peuvent accompagner les patients vus en consultation ou hospitalisés.

Toutes les consultations sont équipées d'un analyseur de monoxyde de carbone expiré.

Beaucoup de consultations de tabacologie utilisent le même dossier qui peut être complété sur papier et en ligne.

## UNE LIGNE TÉLÉPHONIQUE VOUS AIDE

En France, **Tabac Info Service (3989)** est une ligne d'aide à l'arrêt qui possède deux niveaux de réponse en fonction de votre demande :

- Une réponse simple par un téléconseiller ;
- Une réponse plus complexe et longue par un tabacologue.

Cet accompagnement a plusieurs objectifs :

- Vous aider à décider l'arrêt ;
- Régler tous les problèmes qui se posent durant l'arrêt ;
- Vous aider à ne pas rechuter.

Les tabacologues sont entraînés à répondre aux questions des fumeurs. Certains médecins ou pharmaciens téléphonent même pour avoir des conseils pour un fumeur qu'ils aident à arrêter de fumer à leur cabinet ou à qui ils dispensent des substituts nicotiniques.

En France, des dizaines de milliers de personnes utilisent cette ligne qui est couplée à une application smartphone et à un site Internet.

## VOTRE PHARMACIEN VOUS AIDE

Depuis 1999, en France, les pharmaciens sont en première ligne du sevrage tabagique car ils ont l'exclusivité de vente des médicaments (ce qui n'est pas le cas dans tous les pays ; en Angleterre ou aux États-Unis, par exemple, on peut acheter les gommes à la nicotine dans les supermarchés).

En France, plus de 70 % des fumeurs qui achètent des substituts nicotiniques vont directement en pharmacie sans consulter un médecin.

Le pharmacien vous aidera à savoir si vous êtes dépendant, vous conseillera un dosage et une forme.

Si vous ne devez pas hésiter à dire ce que vous préférez comme substituts, écoutez aussi ses conseils.

Si le moindre problème survient sous traitement, le pharmacien pourra également vous aider à comprendre ce qui se passe et vous permettre de poursuivre votre traitement dans de bonnes conditions.

# 4 – DES OUTILS QUI VOUS SERONT UTILES

## QUELLE EST MA DÉPENDANCE À LA CIGARETTE ?

Voici le test court de Fagerström dit HSI.

Combien de temps après votre réveil fumez-vous votre première cigarette ?

| | |
|---|---|
| Dans les 5 premières minutes | 3 ❑ |
| Entre 6 et 30 minutes | 2 ❑ |
| Entre 31 et 60 minutes | 1 ❑ |
| Après 60 minutes | 0 ❑ |

Combien de cigarettes fumez-vous par jour ?

| | |
|---|---|
| 10 ou moins | 0 ❑ |
| 11 à 20 | 1 ❑ |
| 21 à 30 | 2 ❑ |
| 31 ou plus | 3 ❑ |

Ce test mesure votre dépendance à la cigarette :

- **0 à 2 points : Vous n'êtes pas dépendant.** Vous pouvez arrêter de fumer sans avoir besoin de substituts.
- **3 à 4 points : Vous êtes moyennement dépendant.** Le remplacement nicotinique va vous aider à sortir du tabac en douceur.
- **5 à 6 points : Vous êtes fortement ou très fortement dépendant.** Un remplacement nicotinique complet doit précéder les efforts pour réduire votre consommation. Les substituts nicotiniques ou la vape doivent être utilisés à doses adaptées.

## COMBIEN M'ONT COÛTÉ MES CIGARETTES ?

En fumant chaque jour un paquet acheté 7 €, c'est 210 € qui partent en fumée chaque mois.

En fumant un paquet par jour pendant 40 ans, c'est une maison qui est partie en fumée.

| | 10 cigarettes/jour | | | | 20 cigarettes/jour | | | |
|---|---|---|---|---|---|---|---|---|
| Prix du paquet | 7 € | 8 € | 9 € | 10 € | 7 € | 8 € | 9 € | 10 € |
| Dépenses par jour | 3,5 € | 4 € | 4,5 € | 5 € | 7 € | 8 € | 9 € | 10 € |
| Dépenses par mois | 105 € | 120 € | 135 € | 150 € | 210 € | 240 € | 270 € | 300 € |
| Dépenses par an | 1278 € | 1460 € | 1643 € | 1825 € | 2555 € | 2920 € | 3285 € | 3650 € |
| Dépenses en 40 ans | 51100 € | 58400 € | 65700 € | 73000 € | 102200 € | 116800 € | 131400 € | 146000 € |

L'arrêt du tabac fait gagner beaucoup d'argent. Même si, les premiers mois, il faut un peu dépenser durant la période de prise de nicotine non fumée, on dépense beaucoup moins qu'en fumant.

## LES APPLIS ET OUTILS CONNECTÉS

**Il existe de très nombreuses applications** pour vous aider à arrêter de fumer. Elles ne peuvent être présentées en détail dans ce Petit Livre, car elles changent trop fréquemment. Aucune n'est parfaite, certaines sont décevantes.

Les applis et outils connectés permettent pour la plupart de mesurer sa dépendance, le coût et les économies du tabac. Certaines mettent à disposition un tableau de bord pour mieux se connaître et pouvoir présenter sa consommation à son tabacologue ou son médecin.

**Des objets connectés** pour fumeur sont en projet à côté des e-cigarettes connectées :

- Briquet connecté ;
- Paquet de cigarettes connecté.

L'utilité théorique de ces produits connectés pour l'arrêt du tabac peut être multiple :

- Aider le fumeur à mieux connaître sa consommation ;
- Aider la présentation de sa consommation aux professionnels de santé ;
- Améliorer les connaissances que l'on a du vapotage par l'analyse de la masse considérable des données collectées (big datas).

## DES AFFICHETTES QUI VOUS PROTÈGENT DE VOUS-MÊME

Si vous avez un ordinateur et la possibilité d'imprimer, n'hésitez pas à imprimer des messages sur des feuilles A4 et de les mettre sur la porte de votre réfrigérateur. Vous serez surpris de l'efficacité. Voici quelques exemples d'affichettes que j'ai remis au cas par cas à certains de mes fumeurs en consultation pour les aider lors de la phase d'arrêt du tabac. Presque tous m'en reparlent à la consultation suivante.

Laissez libre cours à votre imagination !

J'arrête de fumer en douceur. Je prends mon temps, mais le 11 **novembre**, je ne serai plus fumeur.

Je suis en situation à haut risque de rechute, mais je connais la longue liste des méfaits du tabac.
Non, je ne vais pas me faire avoir une fois de plus !

Je me shoote à la nicotine non fumée jusqu'au 31 mai, mais je ne fume plus une seule bouffée d'une seule clope.

Mon cher tabac,
J'ai calculé avec mon médecin, tu m'as déjà couté 123 455 €. Et, en retour, tu me bousilles la santé.
C'est décidé, on se sépare en douceur.

## DES AFFICHETTES QUI VOUS PROTÈGENT DES AUTRES

Pour aider ceux qui vous aiment à ne pas vous gêner dans votre arrêt, n'hésitez pas à imprimer des messages sur des feuilles A4 et à les mettre sur votre porte de réfrigérateur. Vous serez surpris de l'efficacité sur votre entourage.

Laissez libre cours à votre imagination !

N'offrez pas de cigarette à Mme B...,
elle est en train de quitter le tabac.
Offrir du tabac, c'est offrir la mort !

J'arrête de fumer avec mon tabacologue.
Surtout ne me donnez pas de conseils, cela
m'énerve et me pousse à fumer.

Les patchs et les e-cigarettes sont 100 fois
moins dangereux que le tabac, arrêtez de me
dire que c'est dangereux, je risque de refumer.

Vous pensez que ce je que je fais est dangereux et
stupide. Ne me donnez pas de conseils.
Dans un mois, je serai heureux de vous expliquer
comment j'ai réussi et de vous aider.

J'arrête de fumer en douceur.
Si je suis irritable, dites-le-moi afin
que j'augmente mes doses de nicotine.

PARTIE 2

# LA RÉALITÉ DES EFFETS DU TABAC : UN AUTRE MOTIF D'ARRÊT

**Les nouveaux avertissements sanitaires qui illustrent les paquets de cigarettes « neutres » depuis fin 2016**

1° Fumer provoque 9 cancers du poumon sur 10.
2° Fumer provoque le cancer de la bouche et de la gorge.
3° Fumer nuit à vos poumons.
4° Fumer provoque des crises cardiaques.
5° Fumer provoque des AVC et des handicaps.
6° Fumer bouche vos artères.
7° Fumer augmente le risque de devenir aveugle.
8° Fumer nuit à vos dents et à vos gencives.
9° Fumer peut tuer l'enfant que vous attendez.
10° Votre fumée est dangereuse pour vos enfants, votre famille et vos amis.
11° Les enfants des fumeurs ont plus de risques de devenir fumeurs.
12° Arrêtez de fumer : restez en vie pour vos proches.
13° Fumer diminue la fertilité.
14° Fumer augmente le risque d'impuissance.

# 5 – LES TOXIQUES DE LA FUMÉE DU TABAC

La fumée de tabac (comme celle du cannabis, des feux de bois, du charbon ou du pétrole) pollue et tue. Seule la nicotine est spécifique à la cigarette.

## ORIGINE DU MONOXYDE DE CARBONE (CO) DE LA FUMÉE DU TABAC

Le CO est libéré par toute combustion en déficit en oxygène. Un produit organique comme le bois, le pétrole ou le tabac libère, quand il brûle avec suffisamment d'oxygène, de l'eau et du gaz carbonique ($CO_2$), gaz non toxique.

En revanche, quand le feu couve par manque d'oxygène, il produit du monoxyde de carbone (CO), un gaz toxique. Le CO est libéré par exemple par un feu de bois qui couve, un moteur de voiture mal réglé ou la fumée de la cigarette ! La quantité de CO s'élève encore lorsqu'on laisse la cigarette se consumer dans le cendrier, faisant partager aux autres sa fumée et sa pollution.

Le CO de la fumée du tabac passe très vite dans le sang et se fixe aux globules rouges, les empêchant de transporter l'oxygène dans tout le corps.

Le CO va aussi se fixer sur tous les muscles, en particulier le muscle cardiaque.

Certains sportifs prenaient, de façon illégale, des produits dopants tel l'EPO afin d'augmenter le transport d'oxygène et augmenter leurs performances. Les fumeurs prennent, avec la fumée, du CO, qui diminue le transport d'oxygène et les rend poussifs !

## MESURE DU MONOXYDE DE CARBONE EXPIRÉ

Comme on peut mesurer l'alcool dans l'air expiré chez quelqu'un qui a bu (grâce à l'alcootest), on peut mesurer le CO dans l'air expiré. Il témoigne de la pollution du corps par la fumée (de tabac ou de haschich). L'unité de mesure est le « ppm » (partie par million).

Dans l'air des villes, le taux est de 2 à 4 ppm du fait de la pollution automobile. Si le taux est supérieur à 8,5 ppm, il y a alerte à la pollution. Dans les parkings souterrains, les systèmes d'épuration et de mise en alerte se déclenchent à partir de 35 ppm.

Chez les fumeurs, le taux de CO varie beaucoup en fonction de la façon de fumer. On peut retenir que le taux qui est d'environ 2 ppm chez le non-fumeur augmente de 1 ppm par cigarette fumée par 24 heures.

Ainsi en fumant 5 cigarettes par jour, on dépasse dans son poumon le niveau européen d'alerte à la pollution !

En fumant un peu plus de 30 cigarettes, le fumeur déclencherait, avec son air expiré, les alertes à la pollution dans les parkings souterrains.

Il faut attendre 6 heures au repos pour que la moitié du CO s'élimine du corps.

## ORIGINE DES GOUDRONS DE LA FUMÉE DU TABAC

Certains cancérogènes, comme les nitrosamines, sont présents dans les feuilles de tabac, mais ce n'est pas le cas des goudrons. Les goudrons sont produits lors de la combustion de toute substance organique. Ce sont des irritants mais surtout de puissants agents cancérogènes et mutagènes.

La fumée de cigarette est un « agent cancérogène prouvé pour l'homme », qu'il s'agisse de la fumée prise par le fumeur ou de la fumée qui se libère dans l'environnement et qui est aspirée par les non-fumeurs.

Quand la cigarette se consume, il est bien démontré que la fumée du tabac est responsable de cancer chez les non-fumeurs ou chez les animaux de compagnie vivant chez des fumeurs.

La fumée altère notre ADN et les systèmes des défenses naturelles contre le cancer. Comme toutes les autres substances cancérogènes de l'environnement, elle devient plus dangereuse pour vous si vos systèmes de défense contre les tumeurs sont ainsi altérés.

Décidément, cette fumée de cigarette n'est pas sympa. Elle se laisse quitter sans regret !

## LA CIGARETTE ROULÉE EST PLUS TOXIQUE

La fumée des cigarettes roulées dégage des concentrations de goudron qui les rendent impropres à la consommation. En effet, il est interdit de vendre des cigarettes qui dégagent plus de 10 mg de goudron dans les machines à fumer. Les tabacs à rouler mis sur le marché dégagent jusqu'à 17 mg de goudron par cigarette. Il est surprenant de voir que ces produits toxiques puissent encore être en vente !

En France, le tabac à rouler a en partie échappé aux hausses des prix et les rattrapages annoncés sont insuffisants. C'est maintenant un mode de consommation important chez les jeunes. Près du tiers des cigarettes fumées en France sont des roulées !

Si on roule ses cigarettes à la main, on met beaucoup moins de tabac que dans une cigarette industrielle. Les nouveaux tabacs expansés sont promus par les cigarettiers pour leur capacité à rouler un plus grand nombre de cigarettes par gramme de tabac, mais la fumée du tabac à rouler est 3 à 6 fois plus toxique en moyenne que le tabac des cigarettes industrielles !

Rouler son tabac, c'est se faire rouler encore plus !

## LA NICOTINE DÉLIVRÉE EN SHOOT PAR LA CIGARETTE : UN PRODUIT PARTICULIÈREMENT ADDICTIF

La nicotine est une substance chimique spécifique au tabac. Elle appartient à la famille des alcaloïdes, comme beaucoup de drogues. Elle est la principale cause de la dépendance au tabac. De plus, avec la nicotine, votre corps reçoit les milliers de composés chimiques de la fumée du tabac, qui brûlent et détruisent votre corps à petit feu.

La nicotine délivrée en shoot par la cigarette et qui atteint le cerveau en 7 secondes est particulièrement addictive. Le cerveau d'un fumeur qui prend 15 bouffées de chacune de ses 20 cigarettes reçoit ainsi 300 shoots de nicotine par jour.

Chacun de ces shoots provoque un afflux de nicotine qui dépasse durant de courts instants les capacités des récepteurs nicotiniques, lesquels en réponse se multiplient et se désensibilisent, évitant ainsi les signes de surdosage, mais augmentant le besoin de fumer la cigarette suivante. Comme de trop se gratter une lésion de la peau va faire augmenter la démangeaison, créant un cercle vicieux, répondre trop brutalement par des shoots de nicotine à la demande de vos récepteurs va aggraver la dépendance. Apporter de la nicotine non fumée « en douceur » va combler le besoin sans entretenir la dépendance.

## AUTRES COMPOSÉS DE LA FUMÉE

Plus de 4 000 composés sont identifiés dans la fumée du tabac, dont une soixantaine de cancérogènes et des centaines de produits toxiques :

- Les **harmanes** sont des substances qui ont probablement un effet addictif comme la nicotine. En effet, si la nicotine est le principal agent responsable de la dépendance, ce n'est pas le seul.
- Les **nitrosamines** sont des cancérogènes naturels présents aussi bien dans le plan de tabac, le tabac des cigarettes que dans sa fumée.
- Les **aldéhydes** (formaldéhyde, acétaldéhyde, acroléine) sont des irritants. Le formaldéhyde est de plus classé cancérogène.
- Le **mercure**, **l'arsenic**, le **polonium** sont présents à l'état de traces.
- Les cigarettiers se sont accusés entre eux de manipuler l'**ammoniaque** du tabac afin d'augmenter l'absorption buccale de la nicotine.

Globalement, la composition de la fumée du tabac n'est pas très différente de celle de la composition de la combustion d'autres produits organiques telles les émissions des moteurs des voitures.

## LA FUMÉE DE CHICHA, PAS SI DOUCE QUE CELA !

La fumée de chicha est particulièrement trompeuse : elle paraît douce avec sa saveur sucrée, mais elle est particulièrement toxique, non par sa composition assez voisine de celle du tabac, mais par la quantité de fumée prise.

En effet avec 15 bouffées, le fumeur de cigarette prend au total 750 ml à 1 litre de fumée. Chaque bouffée de chicha a un volume de 750 ml à 1 litre. Aussi, en prenant 40 bouffées d'une chicha, on prend autant de particules fines, autant de produits cancérogènes, autant de monoxyde de carbone (CO) qu'en fumant 40 cigarettes en 45 minutes. La fumée de chicha n'est pas si saine que cela !

En revanche, le tabac utilisé pour la chicha est mélangé à de la mélasse et une partie de la fumée est liée à la combustion du charbon de bois. Aussi la quantité de nicotine inhalée avec 40 bouffées de chicha ne correspond qu'à la quantité de nicotine inhalée avec une ou deux cigarettes. L'inhalation étant progressive, la chicha ne reproduit pas les pics de nicotine d'une cigarette dans le sang.

Ainsi la fumée de chicha est très toxique mais crée moins de dépendance que celle de la cigarette.

# 6 – LES EFFETS NÉFASTES DE LA FUMÉE DE TABAC

Dans ce chapitre, nous allons faire le point sur quelques-unes des maladies liées au tabac fumé.

## EFFETS RESPIRATOIRES NON CANCÉROGÈNES

La fumée du tabac, bien plus que la pollution, est la principale cause d'agression de l'appareil respiratoire.

- Sur les grosses bronches, une bouffée de cigarette paralyse les micro-cils qui les tapissent. Quelques bouffées d'une cigarette et les glandes sécrètent plus de mucus ; les micro-cils sont moins efficaces. Avec le temps, la toux devient le moyen d'évacuer les sécrétions. La toux est particulièrement fréquente après une nuit de sommeil ou lors d'un effort.
  Le tabac anesthésie en partie les voies respiratoires, les conduisant à accepter un excès de crachats. Dès l'arrêt du tabac, la

sensibilité est retrouvée et beaucoup de fumeurs éprouvent une accentuation de la toux durant les quelques semaines au cours desquelles le poumon se nettoie des polluants.

- Sur les petites bronches, la fumée du tabac provoque une inflammation qui va progressivement les obstruer provoquant la BPCO (broncho-pneumopathie chronique obstructive). L'atteinte de ces petites bronches s'associe à une dilatation irréversible de la partie terminale des poumons que les médecins appellent « emphysème ».

## EFFETS RESPIRATOIRES CANCÉROGÈNES

Les substances cancérogènes de la fumée vont provoquer différents types de cancers du poumon, qui sont en fait le plus souvent des cancers des bronches touchant en particulier les cellules ciliées (cancer épidermoïde) et les cellules caliciformes (adénocarcinome).

Utiliser des filtres, des cigarettes pauvres en goudron ou ne pas finir ses cigarettes n'y change rien. Tout ce que l'on fume est cancérogène pour les muqueuses respiratoires des voies aérodigestives supérieures et des bronches.

**La durée d'exposition à la fumée** est le facteur majeur du risque respiratoire du tabac. Plus vous aurez fumé longtemps, plus le risque est élevé.

Mais rassurez-vous, en arrêtant de fumer, votre risque de cancer cessera d'augmenter de façon accélérée. Ce risque évoluera seulement en fonction de votre âge, comme chez un non-fumeur.

Après cinq ans d'arrêt, le risque est réduit de moitié comparé au fumeur persistant !

## EFFETS CARDIO-VASCULAIRES DU TABAC

Différents mécanismes expliquent l'atteinte cardiovasculaire.

**La fumée du tabac altère progressivement la paroi des artères,** favorisant l'athérosclérose qui va rigidifier, puis rétrécir les artères. Le processus est long à s'installer mais cesse d'évoluer si l'on arrête de fumer. Ce rétrécissement des artères va être responsable d'angine de poitrine, d'artérite avec des douleurs dans les jambes à l'effort et de troubles du fonctionnement du cerveau. Le tabac est, à côté de l'excès de cholestérol et des autres troubles lipidiques, du diabète, de l'hypertension artérielle et du stress, un des facteurs de risque de l'athérosclérose.

**La fumée du tabac** par le CO qu'elle contient, **prive le sang et les muscles**, dont le myocarde, **d'oxygène** touchant ainsi tous les organes.

**La fumée du tabac provoque thromboses et spasmes des artères,** occasionnant gangrène des pieds, infarctus du myocarde ou accident vasculaire cérébral (AVC) avec hémiplégie, cécité ou autres troubles. Ce risque disparaît très vite à l'abandon de la cigarette.

## EFFETS CARDIO-VASCULAIRES : BÉNÉFICES DE L'ARRÊT

Contrairement aux effets respiratoires, de nombreux bénéfices de l'arrêt du tabac sont très rapides. Dès la semaine qui suit l'arrêt du tabac, le risque d'infarctus du myocarde ou d'accident vasculaire cérébral s'effondre.

Dès le lendemain de l'arrêt, l'organisme est lavé du CO qu'il contenait : c'est un bénéfice rapide de l'arrêt du tabac. Moins d'une semaine après l'arrêt du tabac, le pouls se normalise.

Le risque d'accident vasculaire cérébral ou d'infarctus est rapidement et grandement diminué. Le bénéfice est tellement important que l'Agence du médicament français, qui avait jusqu'à 2003 une certaine réticence à l'utilisation des substituts nicotiniques après un infarctus du myocarde récent, écrit maintenant clairement qu'un cas d'infarctus du myocarde récent chez un fumeur est une indication à ces traitements.

Si le bénéfice sur le risque de thrombose est immédiat, le bénéfice sur l'atteinte des parois artérielles est plus long et incomplet.

À noter que dans les pays où l'on fumait partout, une réduction du nombre des accidents cardio-vasculaires chez les non-fumeurs a été rapportée après l'interdiction de fumer dans les lieux publics.

## EFFETS SEXUELS CHEZ L'HOMME

La fumée du tabac a des effets sur les fonctions sexuelles et de reproduction de l'homme et de la femme.

On retrouve 80 % de fumeurs chez les hommes atteints d'impuissance d'origine vasculaire. L'impuissance liée au tabagisme est un fait bien établi.

Les avertissements sanitaires posés sur les paquets de cigarettes en dressent une triste énumération, lisez-les.

Le nombre des spermatozoïdes produits est diminué et la qualité du sperme est moins bonne chez les fumeurs. Les spermatozoïdes ont plus d'anomalies, moins de mobilité, ce qui explique une moindre fertilité.

Les pères qui fument ont des bébés de moindre poids de naissance que ceux qui ne fument pas.

Il existe par ailleurs des mutations dans les chromosomes qui seront transmis à l'enfant à naître, ce qui explique le léger excès de leucémie et de cancer du jeune enfant conçu par un père fumeur au moment de la conception.

Avoir le projet de faire un enfant est un merveilleux motif chez l'homme pour se libérer du tabac. Les héros ne fument plus !

## EFFETS SUR LA REPRODUCTION CHEZ LA FEMME

Tabac et pilule font mauvais ménage. L'association des deux augmente le risque d'accident vasculaire cérébral, et cela d'autant plus que l'âge avance.

Chez la femme, la fumée du tabac diminue la fertilité. Cette diminution de la fertilité a été particulièrement étudiée chez les mères devant avoir recours à la fécondation in vitro (FIV) : 2 à 4 fois moins de chances de succès d'une implantation d'embryons chez la femme qui fume. La FIV, c'est sans tabac !

Avoir le projet de concevoir un enfant, c'est une merveilleuse raison de se libérer du tabac. Si la femme continue à fumer durant les premiers mois de grossesse, il existe un risque accru de malformations de type bec-de-lièvre. Mais le risque maximal est rencontré si la femme continue à fumer après la fin du troisième mois de grossesse. L'enfant sera en permanence intoxiqué par le monoxyde de carbone présent dans la fumée de cigarette. Ce gaz asphyxie, le bébé à naître aura plus de chances d'être de faible poids à la naissance.

Et n'oubliez pas que ce serait vraiment un mauvais cadeau que de se remettre à fumer après la naissance !

## EFFETS DIGESTIFS ET URINAIRES DU TABAC

La fumée du tabac exerce des effets toxiques sur l'appareil digestif. Elle attaque les dents, la langue et les voies digestives hautes. Elle irrite l'œsophage, provoquant œsophagite et excès de cancer. Elle agit également sur l'estomac, provoquant gastrite et ulcère.

La fumée du tabac augmente également le risque de cancer du pancréas.

La nicotine a un effet sur le tube digestif, l'intestin grêle et le côlon en modifiant la motricité intestinale.

La fumée du tabac augmente le risque de cancer du rein.

Dans la vessie, les produits toxiques du tabac qui ont été filtrés du sang vers l'urine sont stockés entre deux mictions. La longue stagnation des produits toxiques dans la vessie explique que plus d'un tiers des cancers de la vessie soit lié à la cigarette.

Tous les recoins de votre corps sont ainsi touchés par la fumée malgré les efforts de votre corps pour les éliminer.

## EFFETS DU TABAC SUR LE RISQUE D'INFECTION

Les fumeurs ont plus de globules blancs circulant dans le sang et plus de macrophages dans les alvéoles pulmonaires que les non-fumeurs, mais ils se défendent moins bien contre les infections !

Les bactéries adhèrent de façon excessive sur les muqueuses altérées par la fumée. Les moyens de défense contre les infections fonctionnent mal.

Ainsi, les fumeurs ont deux à trois fois plus de pneumonies (pneumonies à pneumocoque ou légionellose) ou d'autres infections respiratoires que les non-fumeurs.

Le risque de contracter la tuberculose est plus que doublé chez les fumeurs et le risque de mourir si l'on est atteint est lui aussi doublé.

Le tabac est également responsable d'un triplement du risque d'infection des cicatrices. Si vous devez être opéré : quittez le tabac pour la nicotine non fumée 6 à 8 semaines avant l'intervention et durant toute la phase de cicatrisation, cela supprime les risques liés au tabagisme péri-opératoire.

Enfin, le tabac est aussi responsable d'un excès d'autres infections telle la méningite à méningocoque…

Quelle saleté que le tabac !

PARTIE 3

# LES DIFFÉRENTES ÉTAPES VERS L'ARRÊT

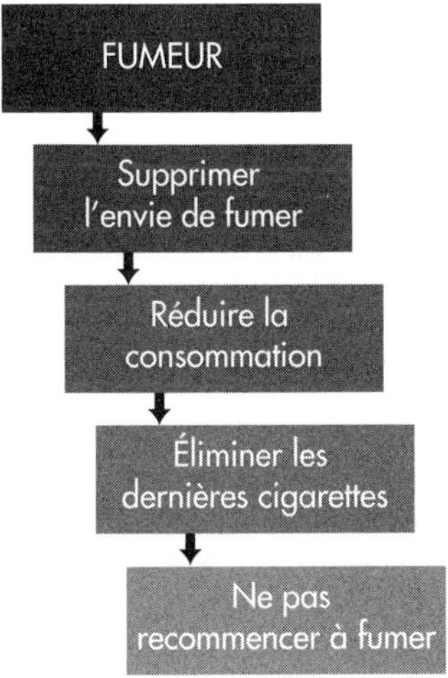

# 7 – ARRÊTER SANS FRUSTRATION

## LA NICOTINE N'EST PAS LE PROBLÈME, C'EST LA SOLUTION

Je suis surpris de constater que beaucoup de fumeurs que je reçois en consultation ont peur de prendre trop de nicotine avec les substituts nicotiniques, que les vapoteurs débutants renâclent à prendre de forts dosages de nicotine craignant le surdosage, alors qu'ils tirent 300 fois par jour sur leurs cigarettes dont ils savent parfaitement que c'est un produit qui a une chance sur deux de les tuer.

Ils sont (vous êtes ?) dans l'irrationnel complet. C'est un peu comme si le passager d'un petit avion en feu sur le point de s'écraser ne voulait pas ouvrir son parachute, car il a lu qu'ouvrir un parachute était dangereux.

Le tabac tue 78 000 Français par an, la nicotine non fumée aucun ! Si vous avez peur de la nicotine, fuyez à la seconde le tabac qui contient des centaines de substances beaucoup plus dangereuses.

Aux doses utilisées, LE problème de la nicotine est celui de la persistance éventuelle de l'addiction induite par le tabac quand elle est délivrée sous forme de « shoot ». Les effets sur la pression artérielle, la fréquence cardiaque, la motricité intestinale sont négligeables par rapport au risque du tabac.

## TOXICITÉ DE LA NICOTINE POUR LE NON-FUMEUR

La nicotine est un produit toxique, mais c'est un produit qui a une toxicité différente chez les fumeurs et les non-fumeurs.

Chez le non-fumeur, la quantité de nicotine contenue dans un seul paquet de cigarettes ou un seul patch aurait des effets toxiques mesurables, accélérant le pouls, faisant monter la pression artérielle, provoquant palpitations, nausées voire vomissements ou même accidents cardiaques. Il ne faut pas que des non-fumeurs prennent des substituts nicotiniques ou une cigarette électronique avec nicotine. Il est en particulier recommandé aux fumeurs de bien protéger les patchs usagés et aux vapoteurs de cacher leurs réserves d'e-liquide afin de protéger les enfants.

Si la dose contenue dans un flacon de 10 ml de e-liquide à 20 mg/ml (2 %) est dangereuse pour un non-fumeur, elle ne présente pas de risque sévère pour un fumeur. Il faut cependant se rincer les mains et nettoyer avec un papier absorbant les plans souillés en cas de renversement et bien entendu éviter de boire ce liquide (dont la première goutte a un goût repoussant).

## JE ME TITRE EN NICOTINE NON FUMÉE

Dans le calme, sans penser à fumer moins, mais en s'organisant sur 1 à 3 semaines pour diminuer progressivement le besoin impérieux de fumer, la dose de nicotine non fumée est augmentée de jour en jour. Commencez par un patch, si vous fumez 20 cigarettes par jour.

Pendant cette période, il est NÉCESSAIRE de fumer dès que l'on en a envie, afin d'assurer une bonne saturation de tous les récepteurs nicotiniques.

- Si > 5 cigarettes sont fumées chaque jour, augmentez le lendemain et les jours suivants la dose de nicotine que vous donnez à votre « meute » de récepteurs nicotiniques, jusqu'à ce qu'ils ne réclament plus de nicotine et rentrent « à la niche ».

- Si ≤ 5 cigarettes sont fumées avec plaisir par jour, prenez de la nicotine orale au moment où ces cigarettes sont bonnes.
- Si ≤ 5 cigarettes sont fumées par jour et que vous ne pouvez plus fumer une cigarette jusqu'au bout, car vous la trouvez mauvaise dès la quatrième bouffée : analysez les raisons de prise de ces cigarettes.

La première étape est accomplie !

## ACCEPTER UNE PHASE DE DÉPENDANCE À LA NICOTINE NON FUMÉE AVANT L'ABANDON DU TABAC

Quand, après 1 ou 2 semaines de nicotine non fumée, il ne vous restera plus que 5 cigarettes, vous pourrez le plus souvent identifier pourquoi vous les fumez encore et presque donner un nom à chacune. La cigarette du matin témoigne du manque de nicotine au lever, celle du café de midi d'un réflexe conditionné, celle qui suit une dispute de la nécessité d'avoir un rituel pour faire baisser la pression après un conflit, celle du soir après un peu d'alcool d'une baisse de vigilance.

Sous substitution nicotinique optimisée par les patchs, les formes orales ou l'e-cigarette, ces dernières cigarettes seront arrêtées une à une en commençant par les moins indispensables et sans effort important, donc sans prise importante de poids, sans irritabilité. Vous resterez pour quelque temps sous nicotine non fumée, mais le risque de santé aura déjà quasiment disparu.

Oui, on peut sortir du tabac avec zéro motivation et par le plaisir si le professionnel de santé qui vous accompagne est motivé et ne fait pas peser sur vos épaules vos erreurs d'adolescent.

# 8 – QUELS SUBSTITUTS POUR ARRÊTER ?

**Les aides officielles à l'arrêt du tabac (HAS)**

La Haute Autorité de santé (HAS) liste les traitements reconnus efficaces dans le traitement du tabagisme.

- Substituts nicotiniques : patchs, formes orales (gommes, pastilles à sucer, pastilles sublinguales, inhaleur, spray oral)
- Varénicline (Champix®)
- Bupropion (Zyban®)
- Thérapie cognitive et comportementale (TCC)
- Autres psychothérapies

**De nombreux avis des agences de santé et autres organismes sur l'e-cigarette**

- **L'Agence nationale de sécurité du médicament (ANSM)** recommande en 2011 de ne pas utiliser la cigarette électronique et affirme que si des liquides au-dessus de 20 mg/ml de nicotine devaient être commercialisés, ce serait obligatoirement en tant que médicaments.
- En 2014, **la Haute autorité de santé (HAS)** ne recommande pas la cigarette électronique comme outil de sevrage (il n'y a pas eu de nouvel avis depuis).
- Après avoir plutôt déconseillé le produit en 2014, **le Haut Conseil de santé publique (HCSP)** écrit en 2016 que la cigarette électronique peut être considérée comme une aide pour arrêter ou réduire la consommation de tabac des fumeurs.
- Dès 2013, **l'Institut National du Cancer (INCA)** ouvrait une porte pour la cigarette électronique en remplacement du tabagisme et a publié en 2016 des brochures pour optimiser son utilisation.

## J'UTILISE LES PATCHS

Les patchs à la nicotine permettent de délivrer par diffusion à travers la peau de la nicotine de façon très progressive et relativement régulière. Ils permettent de saturer les récepteurs nicotiniques du cerveau sans produire de pic de nicotine.

Les patchs nicotiniques sont appliqués chaque matin à une place différente (dos, épaule, torse, etc.), pour une durée de 16 heures pour certains, 24 heures pour d'autres. Les patchs les plus utilisés sont les 14 et 21 mg/24 heures et les 15 et 25 mg/16 heures.

Les patchs qui se mettent chaque matin pour 24 heures sont de marque Nicopatch®, Nicotinell® et NiquitinClear®.

Les patchs 16 heures ont des débits élevés de nicotine délivrée par heure à la peau. Ils sont de marque NicoretteSkin®.

| Débit de nicotine (mg/heure) | Patch de 16h | Patch de 24h |
|---|---|---|
| 0,3 | | 7 mg |
| 0,6 | 10 mg | 14 mg |
| 0,9 | 15 mg | 21 mg |
| 1,6 | 25 mg | |

## TROUVER LA BONNE DOSE DE PATCH

Les patchs mettent plus d'une heure pour fournir leur plein débit, car il faut que la nicotine passe dans la peau, puis de la peau par le sang vers le cerveau.

Pour réduire le risque de réaction cutanée, il convient de changer tous les jours le site d'application.

Les patchs 16 heures ont été conçus pour éviter des taux élevés de nicotine la nuit qui, chez certains, causent des insomnies, mais ils ont l'inconvénient de vous laisser sans nicotine au matin. À noter qu'il est tout à fait possible de retirer les patchs 24 heures au coucher, ou de laisser en place la nuit les patchs 16 heures.

Le premier patch chez un fumeur qui prend sa première cigarette dans l'heure du lever sera le plus souvent un 21 mg, mais vous pouvez aussi mettre un demi-patch les deux premiers jours et effectuer une montée lente de la dose[1]. Cette phase peut prendre 1 à 3 semaines, et si c'est plus, ce n'est pas grave !

1. Attention : certains patchs ne doivent pas être coupés.

Si les patchs irritent toujours un peu la peau, une allergie à l'adhésif est également possible. Cette allergie devient préoccupante si elle dépasse beaucoup la surface du patch (il faut alors consulter un médecin).

## FAUT-IL ENLEVER LE PATCH SI JE FUME ?

Si vous vous posez cette question, c'est que vous n'avez pas bien compris ce que je vous propose et je vous invite à relire l'introduction de ce Petit Livre. Si vous fumez une cigarette entière malgré vos apports de nicotine non fumée, c'est que vous êtes sous-dosé.

Il serait aussi stupide d'arracher le patch à quelqu'un qui fume une cigarette que de supprimer les antalgiques à quelqu'un qui a toujours mal sous antalgiques. Il faut au contraire renforcer le traitement en augmentant la dose de nicotine.

Jusqu'en 1999, on répétait à la télévision qu'il ne fallait jamais fumer avec un patch et qu'il ne fallait jamais associer gomme et patch. Ces conseils étaient basés sur le principe de précaution, car à l'époque, on n'avait pas de données suffisantes sur la sécurité des substituts nicotiniques.

Depuis, les données se sont accumulées pour prouver le caractère inoffensif des substituts nicotiniques pour les fumeurs en regard des méfaits du tabac. Il est maintenant clair pour tous que si un fumeur prend une cigarette avec un patch car il est en manque, il ne faut pas enlever le patch, mais au contraire renforcer l'apport de nicotine non fumée.

## J'UTILISE LES SUBSTITUTS NICOTINIQUES ORAUX

Les substituts nicotiniques oraux apportent de la nicotine non fumée par la muqueuse buccale.

Si la nicotine passe dans l'estomac, elle provoque hoquet et gastralgie avant d'être détruite par l'acidité gastrique.

Il faut éviter de saliver en excès afin de réduire les effets indésirables. Le fumeur doit toujours choisir la forme qu'il préfère. Il est possible d'essayer différentes formes et goûts avant l'arrêt ou de changer en cours de traitement.

Ces substituts nicotiniques ont en Europe un statut de médicament.

Aussi longtemps que des médicaments ne sont pas inscrits sur la liste des produits remboursés, ces médicaments sans vignette ont en pharmacie des prix qui peuvent varier de 1 à 3 pour un produit identique.

Ces médicaments achetés sans ordonnance ne sont pas remboursés par l'assurance maladie comme les autres médicaments. Cependant, il existe un forfait de remboursement à hauteur de 150 € quand le traitement est prescrit avec une ordonnance par un professionnel de santé.

## LES FORMES ORALES DE SUBSTITUTS NICOTINIQUES

Il existe de nombreuses formes orales de substituts nicotiniques dosés de 1,5 à 4 mg :

- **Les gommes nicotiniques de différents goûts** à 2 ou 4 mg de différents parfums doivent être croquées une ou deux fois, puis laissées contre la joue, sans mastiquer, durant plusieurs minutes avant de les mastiquer à nouveau ;
- **Les pastilles sublinguales** à 2 mg placées sous la langue sont gardées en bouche 20-30 minutes, même si elles piquent ;
- **Les comprimés dragéifiés** à 1,5, 2 et 4 mg doivent être sucés durant quelques

secondes toutes les 2 ou 3 minutes, mais ne doivent pas être croqués ;
- **L'inhaleur** reçoit sa capsule de nicotine liquide dont on peut tirer un nombre très variable de bouffées buccales en fonction de la façon dont on l'utilise ;
- **Les sprays oraux** à la nicotine sont dirigés vers les joues pour réduire la violence de l'arrivée de la dose.

La cigarette électronique est maintenant un moyen efficace de délivrer de la nicotine non fumée par la bouche (voir le chapitre 9).

## J'UTILISE LE CHAMPIX® PRESCRIT PAR MON MÉDECIN

La varénicline (Champix®) est un médicament d'aide à l'arrêt du tabac qui, utilisé seul, est le plus efficace des traitements disponibles et aussi efficace que l'association patch + forme orale de nicotine.

Ce médicament est à la fois agoniste et antagoniste de récepteurs nicotiniques spécifiques. Il permet, d'une part, de diminuer le manque et, d'autre part, de simuler le plaisir lié à la prise de nicotine et de désensibiliser les récepteurs. Le médecin prescrit des doses progressives : 0,5 mg, 1 mg puis 2 mg par jour après une semaine.

L'envie de fumer régresse beaucoup, voire disparaît, en 2 à 8 semaines.

Le principal effet secondaire observé est la nausée (comme celles que l'on ressentait jeune en fumant ses premières cigarettes).

Le médicament a été commercialisé en 2007. Il a beaucoup été décrié, alors que toutes les données continuent à confirmer sa supériorité sur les autres traitements et sa tolérance conforme à ce qui était annoncé.

## LE ZYBAN® (BUPROPION)

Le bupropion est un médicament de prescription par un médecin qui était utilisé de longue date comme antidépresseur aux États-Unis. Une psychiatre s'est aperçue que de nombreux fumeurs vus en thérapie s'arrêtaient de fumer sans même l'avoir décidé. Une étude a ensuite été conduite. Le médicament a été un peu modifié pour être efficace toute la journée et a été commercialisé. Comparé à un faux médicament (placebo), il donne deux fois plus d'arrêts de tabac.

Les effets secondaires les plus fréquents sont l'insomnie et l'allergie. De nombreux autres effets secondaires sont possibles, mais ils sont difficiles à distinguer des effets liés à l'arrêt du tabac. Le risque de crises d'épilepsie, qui a été monté en épingle, est en fait voisin de celui des médicaments de même classe ; il survient dans moins de 1 cas sur 1 000 et ne se reproduit pas si l'on arrête le produit. Ce risque est à comparer au risque du tabac (mortalité de 50 % si l'on ne s'arrête pas de fumer).

À noter que le mode d'action de ce produit n'est pas en concordance avec la stratégie proposée dans ce livre.

## LES THÉRAPIES COMPORTEMENTALES ET COGNITIVES (TCC)

Les thérapies cognitivo-comportementales sont des prises en charge psychothérapiques structurées qui visent à aider le fumeur à identifier et à combattre les pensées qu'il associe à l'acte de fumer.

Les TCC agissent sur 3 pôles :

- Les pensées ;
- Les comportements ;
- Les émotions.

Constatant que chacun de ces 3 pôles peut déclencher l'acte de fumer, la TCC conduit le fumeur à travailler avec son thérapeute pour comprendre sa dépendance au tabac, repérer les situations à risque et identifier les pensées et émotions qui le poussent vers l'acte de fumer.

Par nature, ces thérapies ne peuvent agir que sur le versant comportemental de l'acte de fumer. Elles n'agissent pas sur la dépendance chimique à la nicotine qui est le cœur de la maladie tabagique chez tous ceux qui fument dans l'heure du lever.

Pour ces fumeurs dépendants à la nicotine, les TCC ne peuvent être qu'un traitement d'accompagnement du traitement essentiel qui est la saturation des récepteurs par de la nicotine non fumée.

## LES AUTRES PSYCHOTHÉRAPIES

Oui, il faut écouter les patients ; oui, il faut expliquer la maladie, mais la psychothérapie ne doit pas retarder la mise sous traitement efficace et réserver la prise en charge psychologique à :

- La lutte contre la réticence au remplacement du tabagisme vers la prise de nicotine non fumée ;

- La réhabilitation de l'estime de soi, vous êtes une victime d'une maladie chronique et non une loque sans volonté qui n'arrive à rien car elle ne veut pas se motiver ;
- L'élimination des dernières cigarettes quand les récepteurs sont saturés de nicotine ;
- La prévention des récidives.

La psychothérapie est malheureusement trop utilisée en première intention pour motiver les fumeurs à l'arrêt, à leur mettre la pression, à les rendre responsables de leur tabagisme, à leur expliquer que c'est à eux de réussir l'arrêt et que le médecin n'est que spectateur de leurs efforts et censeur de leurs échecs.

Glorifier la douleur de l'arrêt est vraiment inutile au moment où l'on peut conduire chez l'immense majorité des fumeurs cet arrêt sans douleur, comme cela est décrit dans ce livre.

## J'ASSOCIE PLUSIEURS PRODUITS POUR FAIRE DISPARAÎTRE L'ENVIE DE FUMER

Alors que la cigarette permet au fumeur d'adopter exactement à chaque instant sans effort particulier sa dose de nicotine, cette adaptation demande plus d'attention avec les sources de nicotine non fumées. C'est pourquoi l'association de différentes sources de nicotine est recommandée.

L'association de patchs (apport constant de nicotine sur la journée) et des formes orales de substituts nicotiniques qui permettent de combler en 15-30 minutes les manques du matin ou quand l'envie de fumer revient dans la journée.

Les cigarettes électroniques comblent en quelques minutes le manque de nicotine.

Ainsi je recommande souvent les associations patch + formes orales ou patch + cigarette électronique.

En revanche, l'association de forme orale de nicotine + cigarette électronique n'est pas *a priori* recommandée afin de préserver la tolérance de la muqueuse buccale. L'association Champix® + substituts nicotiniques n'est pas logique, car le Champix® bloque en grande partie les effets des substituts nicotiniques. Certains proposent cependant l'e-cigarette.

## LES AIDES À L'ARRÊT DU TABAC VICTIMES DE LA DÉSINFORMATION

À leur arrivée en 1985, les gommes à la nicotine ont subi des campagnes de désinformation rapportant des crises cardiaques. On sait pourtant clairement que, même en cas d'infarctus récent, les substituts nicotiniques réduisent la mortalité cardiaque du fumeur.

De même, la varénicline a aussi été victime de terribles campagnes des médias et de journaux scientifiques sur des craintes hypothétiques. Cinq ans de pharmacovigilance n'ayant rien montré, la surveillance renforcée sur le produit a alors été levée. Les études récentes montrent moins de troubles de l'humeur sous varénicline que sous placebo, mais la désinformation a la vie dure !

La cigarette électronique est également victime de campagnes bien qu'elle n'ait pas le statut de médicament. Des « études » de laboratoire, déconnectées de la réalité, lancent régulièrement des cris d'alerte, poussant les fumeurs à rester avec leur tabac qui les tue. Que ces articles soient démentis dans les jours ou les semaines qui ont suivi n'y change rien, le mal est fait.

Le rapport bénéfice/risque de ces produits est positif et encourage à les utiliser malgré les dénigrements.

# 9 – LES DISPOSITIFS DE VAPE

La cigarette électronique évolue d'année en année et s'éloigne de plus en plus des produits du tabac. En France, on la nomme « dispositif électronique de vaporisation de la nicotine ».

À la date de publication du présent ouvrage, aucune cigarette électronique ne possède le statut de médicament en France.

## LES PRODUITS DE LA VAPE

La technologie de l'e-cigarette s'est grandement améliorée depuis 5 ans. La majorité des e-cigarettes sont maintenant des dispositifs efficaces pour délivrer au consommateur de la nicotine non fumée.

La vaporisation est provoquée par le contact d'un e-liquide avec une résistance électrique (atomiseur) alimentée par une batterie. La base diluante du e-liquide (propylène glycol [PG] ou glycérol [VG=glycérine végétale]) se transforme sous l'effet de la chaleur à l'état gazeux.

Ce mot de « vaporisation » a été repris dans la loi française qui parle de « dispositif électronique de vaporisation », des utilisateurs de « vape », de « vapoteuse », de « vapoteur » et de moins en moins de « cigarette électronique » ou « d'e-cigarette ».

Les molécules vaporisées se recondensent très rapidement en très fines gouttelettes. Ces gouttelettes attirent fortement l'eau qui est toujours présente sous forme de gaz dans l'air. L'aérosol émis est ainsi formé de fines gouttelettes dont l'aspect visuel est similaire à la fumée de tabac. Il va se dissiper rapidement en retournant totalement à l'état gazeux.

## CHOIX INITIAL D'UN DISPOSITIF DE VAPE

Il existe une grande variété d'e-cigarettes et de très régulières innovations techniques.

**Les cigarettes électroniques de première génération** ou « cigarlike » sont principalement vendues par les buralistes et fabriquées par les fabricants de tabac. Ces e-cigarettes ressemblent à des cigarettes. Je ne les recommande pas comme produit d'initiation pour les débutants.

**Les cigarettes électroniques de deuxième génération** sont des e-cigarettes remplissables et ont la forme d'un gros stylo. Elles se tiennent généralement à pleine main et à 45°, contrairement aux cigarettes et aux cigarlikes qui se tiennent entre 2 doigts à l'horizontale. Elles sont remplies d'e-liquide et rechargées électriquement, typiquement une fois par jour. C'est le type le plus utilisé par les débutants.

**Les MODS** (ou e-cigarettes modifiables) prennent une place croissante sur le marché. Elles sont parfois d'utilisation simple, parfois d'utilisation compliquée, et sont plutôt réservées aux utilisateurs avertis. Seules les MODS simples à utiliser peuvent être recommandées aux débutants pour un premier achat.

## LES BASES DILUANTES PG/VG DES E-LIQUIDES

Les e-liquides sont fabriqués avec un nombre restreint d'ingrédients. La base diluante représente de 70 à 90 % de la masse du e-liquide. Elle est constituée de propylène glycol (PG) et/ou de glycérine végétale (VG). Les e-liquides aux normes utilisent des PG et VG de qualité pharmaceutique, afin d'éviter les impuretés telles que l'éthylène glycol. Les e-liquides PG/VG, dont le rapport est de 80/20 ou de 70/30, sont les plus communs.

Le PG permet un bon transport des arômes. Le VG est utilisé pour créer un nuage important, persistant plus longtemps qu'avec le PG. La moitié de la masse des gouttelettes des émissions de PG disparaît en 11 secondes, 28 secondes pour le VG.

En passant le rapport PG/VG à 50/50, le nuage de vapeur est très important et persistant, ce qui plaît à certains. Mais le dispositif doit être soigneusement choisi car la haute viscosité du VG peut empêcher la bonne humidification de la résistance, ce qui conduit à la surchauffe et à l'émission de substances toxiques.

D'autres produits tels que le Végétol® (1,3 - Propamediol) sont utilisés dans certains liquides comme base diluante.

## LES ARÔMES

Les arômes participent au plaisir de vapoter et donc à la sortie du tabac. À ce titre, ils sont à considérer en termes de santé publique.

Les arômes alimentaires utilisés dans les e-liquides sont testés pour le chauffage et pour une utilisation par voie orale, mais pas pour l'inhalation. Les études auprès des utilisateurs n'ont pas signalé de problème de santé, mais certaines études animales montrent un effet inflammatoire de certains mélanges aromatiques. Ceux-ci sont surveillés et les produits douteux éliminés. Ainsi les extraits de cannelle, qui semblent augmenter la cytotoxicité des e-liquides, sont évités.

Les arômes utilisés dans les e-liquides peuvent être naturels ou artificiels et associés ou non à un support d'arôme. Il existe des centaines de saveurs. Les plus populaires sont : tabac, menthe, fruits, café et chocolat.

Certains arômes contiennent du diacétyle, utilisé pour donner un goût de beurre. Une forte exposition au diacétyle peut provoquer une irritation des muqueuses et des voies respiratoires. Les normes AFNOR interdisent l'utilisation du diacétyle comme ingrédient, mais demandent également de surveiller le diacétyle dans les émissions car ce produit peut être formé lors du chauffage d'autres substances.

## TROUVEZ LE *THROAT-HIT* IDÉAL : TOUT UN ART !

Pour vapoter, il faut rechercher LE e-liquide qui vous convient. Voici une proposition de stratégie :

1. Choisissez une e-cigarette remplissable qui vous plaît par tous ses aspects.
2. Allez en boutique sans avoir trop fumé avant et demandez à essayer différents e-liquides.
3. Commencez par un liquide pas trop chargé en nicotine (6-8 mg/ml) avec un goût neutre de type tabac. Si c'est fade, c'est que la concentration en nicotine est trop faible.
4. Essayez alors un liquide 16 mg/ml en prenant une petite bouffée. Si c'est encore trop fade, essayez un 18-20 mg/ml. Si c'est trop fort, redescendez à 10-12 mg/ml.
5. Dès que vous avez un e-liquide qui vous plaît, (re)testez la concentration juste au-dessus et au-dessous afin de vérifier que c'est bien le bon choix.
6. En changeant la puissance de chauffe de votre e-cigarette, vous augmentez la force du *throat-hit* (plaisir ressenti dans les 5 premières secondes avec la fumée).

7. En changeant de parfum, il y aura des variations qui vous permettront d'ajuster votre plaisir.
8. Si ce n'est seulement « pas mal » (7-8/10), gardez cet e-liquide, mais revenez une semaine plus tard pour trouver un e-liquide qui donne un bon *throat-hit* (≥9/10).

## COMPOSITION DES E-LIQUIDES

Outre la base diluante et les arômes, les e-liquides contiennent principalement 3 ou 4 ingrédients :

- **La nicotine** est présente à des concentrations de 0 à 2 %, soit 0 à 20 mg/ml. La nicotine qui sert à la fabrication des e-liquides est pure et de qualité pharmaceutique (> 99,5 %). La précision du taux de nicotine dans les e-liquides est maintenant bonne (±5 %). Les e-liquides « sans nicotine » contiennent au maximum 0,5 mg/ml de nicotine.
- **L'eau** est utilisée dans beaucoup de e-liquides. Il s'agit d'eau pure.
- **L'alcool**, qui est moins souvent utilisé, est de l'alcool alimentaire (non dénaturé comme l'est l'alcool pharmaceutique qui

est impropre à la consommation). Comme dans les aliments, toute présence de plus de 1,2° d'alcool est indiquée sur l'étiquette ainsi que le degré d'alcool.

- **Certains autres ingrédients** peuvent être utilisés soit directement soit comme ingrédients pour la préparation des mélanges aromatisants.
  La liste des ingrédients est affichée sur l'emballage de l'e-liquide par ordre décroissant de concentration.

## LES FLACONS DES E-LIQUIDES

Les e-liquides sont vendus en Europe soit en cartouches scellées de moins de 2 ml spécifiques d'une marque d'e-cigarette, soit plus souvent en petits flacons de 10 ml dont les caractéristiques sont définies par les normes et la réglementation.

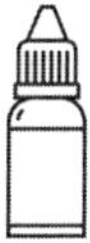

- Bouchon de sécurité enfant normé
- Embout compte-gouttes
- Norme taille embout
- Norme contrôlée fuite
- Norme interaction flacon/liquide
- Norme information consommateur
- Norme prévention utilisation allergènes

- Norme contrôle taux de nicotine (+ 5 %)
- Produits interdits : diacétyle, formaldéhyde, etc.

Composition :

- Eau < 4 %
- Alcool 0 % → 8 %
- Arômes 1 % → 8 %
- Nicotine 0 % → 2 %
- Propylène glycol ou glycérine végétale > 80 %

**Risque d'ingestion des e-liquides**

Il ne faut pas ingérer les e-liquides car ils contiennent de la nicotine.

Parmi les enfants ayant ingéré de la nicotine, un cas mortel a été signalé avec un concentré de nicotine servant d'ingrédient pour fabriquer un e-liquide à la maison. La concentration n'avait aucun rapport avec celle de 2 % contenue au maximum dans les e-liquides du commerce, car elle était plus de dix fois plus forte.

Tous les bouchons de flacon des e-liquides doivent en Europe être résistants à l'ouverture par un enfant.

Des e-liquides avec nicotine ont été utilisés dans des tentatives de suicide. Une tentative a échoué avec 1 500 mg, mais une autre a réussi avec 10 000 mg (équivalent de 500 flacons de 10 ml d'e-liquide à la concentration la plus élevée qui est autorisée en Europe !).
L'épouvantable goût des e-liquides quand une goutte touche la langue est de nature à réduire ce risque d'ingestion.

### Risque de contact cutané des e-liquides

Il faut éviter tout contact cutané avec les e-liquides. Cette recommandation s'adresse à tous, mais est d'une importance particulière chez les non-fumeurs et les non-consommateurs réguliers de nicotine non fumée, car ils ont moins de récepteurs nicotiniques.

• **Risques cutanés**

Ces risques attribués à la nicotine conduisent par principe à éviter tout contact de l'e-liquide avec la peau, mais il faut se souvenir qu'un patch de nicotine de 21 mg est en contact de 30 $m^2$ de la peau.

En cas de contact cutané, se laver abondamment les mains ou les autres surfaces de peau souillée pour éviter que l'exposition ne soit prolongée.

• **Le remplissage** est l'opération associée au maximum de risque. Les conseils sur le remplissage doivent être simples. Les débutants doivent être particulièrement prudents en exécutant le premier remplissage sur une table couverte d'un papier absorbant et en portant éventuellement des gants et des lunettes. Il est toujours préférable d'avoir sa e-cigarette bien chargée le matin de façon à ne pas avoir à la recharger dans la journée, souvent dans l'inconfort.

## LES ÉMISSIONS DES E-CIGARETTES SONT PRODUITES SANS COMBUSTION

L'aérosol inhalé est chimiquement similaire au e-liquide si ce n'est l'eau qui vient se condenser en masse sur les gouttelettes, car il n'y a pas de processus de combustion dans la vape. Aussi l'utilisateur doit juste acheter les bons e-liquides afin d'avoir les émissions qu'il recherche.

Certaines émissions provenant d'e-cigarettes de mauvaise qualité, ou par l'utilisation à une température trop élevée, peuvent contenir de hauts niveaux de substances indésirables.

Les impuretés peuvent provenir de contaminants du e-liquide, des matériaux détériorés des e-cigarettes ou de la transformation de l'e-liquide par une température excessive.

En utilisation normale, les émissions de l'e-cigarette ne contiennent pas de substances toxiques associées à la combustion telles que le monoxyde de carbone, le goudron ou les particules fines solides.

National Health England (HSE), organisme britannique de santé, indique que l'utilisation de l'e-cigarette est au moins 95 % moins nocive que la fumée du tabac.

## LES ÉMISSIONS DES PRODUITS DE LA VAPE EN FONCTIONNEMENT NORMAL

**La base diluante PG/VG** est retrouvée dans les émissions dans des proportions similaires à celles utilisées dans l'e-liquide, sans transformation chimique. Le PG et le VG ne provoquent pas d'effets secondaires notables à court ou moyen terme. Le propylène glycol (PG) est utilisé dans de nombreux médicaments, y compris des médicaments antiasthmatiques. Mais les conséquences à long terme d'une exposition prolongée à ces composés n'ont pas été totalement évaluées.

**L'alcool**, s'il est présent dans le e-liquide, sera présent dans les émissions. La dose typique de e-liquide consommée par jour est de 2 ml, ainsi pour un e-liquide ayant une teneur de 8° d'alcool, la prise d'alcool correspond à une petite cuillère à thé de bière. Néanmoins un tel liquide contenant de l'alcool est étiqueté.

**Les arômes** se retrouvent pour l'essentiel inchangés dans les émissions.

**L'eau** contenue dans les e-liquides ne représente qu'une toute petite partie de l'eau des émissions qui vient essentiellement de la condensation de la vapeur d'eau contenue dans l'air.

## DÉLIVRANCE DE LA NICOTINE PAR LES E-CIGARETTES

La délivrance de la nicotine à l'usager était médiocre dans les dispositifs disponibles avant 2010. La forte proportion de nicotine absorbée résulte d'un dépôt oral partiel et d'une bonne absorption de la nicotine contenue dans l'aérosol au cours de son passage dans les alvéoles pulmonaires.

Avec les e-cigarettes plus récentes, la majorité de la nicotine présente dans la chambre de vaporisation est inhalée. La nicotine passe dans le sang et tout le corps, puis est éliminée dans l'urine sous forme de cotinine.

Les e-cigarettes sont maintenant très efficaces dans la délivrance de la nicotine. Elles sont très supérieures en termes de rendement à la cigarette classique qui délivre seulement le dixième de la nicotine contenue.

La délivrance optimale de nicotine est importante, car elle est nécessaire pour que les e-cigarettes soient une alternative efficace au tabagisme.

Les données cinétiques manquent, mais il apparaît que la délivrance de la nicotine est plus lente avec les cigarettes électroniques qu'avec les cigarettes de tabac, mais plus rapide que pour les substituts nicotiniques oraux ou la chicha.

## LA RECHERCHE DU PLAISIR MAXIMUM DU E-LIQUIDE AVEC LES ÉMISSIONS D'E-CIGARETTES

Le plaisir ressenti par l'arrivée dans l'arrière-gorge d'une vapeur, ni trop fade (sans intérêt), ni trop forte (irrite la gorge et fait tousser) est la clef de l'adoption de la vape en remplacement complet du tabac.

La bouffée doit reproduire le plaisir ressenti dans les 5 premières secondes avec la fumée de cigarette (*throat-hit*), avant que la nicotine n'arrive dans le cerveau.

Notez de 0 à 10 la qualité de votre *throat-hit* avec la vape comparée à une cigarette :

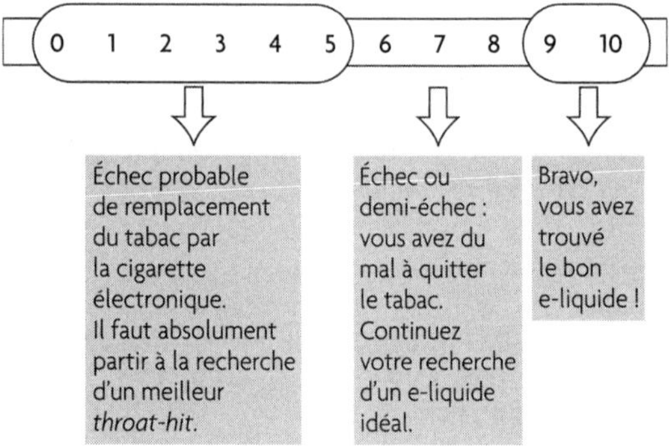

## LES CIGARETTES ÉLECTRONIQUES CONNECTÉES

Les deux projets les plus aboutis de cigarettes électroniques connectées en France au moment où est écrit ce livre sont :

- **Smokewatchers®** qui, via une cigarette électronique connectée, vise à mettre le fumeur désireux d'arrêter au cœur d'un réseau où ses pairs et éventuellement des professionnels l'aident dans sa démarche d'arrêt. Après une phase d'observation, des objectifs à atteindre sont mis en œuvre. Ce produit se place dans une démarche de sevrage du tabac et de la nicotine.
- **Enovap®** est une autre e-cigarette connectée qui se place dans une démarche de plaisir du vapotage. Ce vapoteur personnel design à double chambre permet de moduler les concentrations et les doses de nicotine délivrées à chaque bouffée dans une optique de remplacement du tabagisme par la prise de nicotine non fumée avec un plaisir optimum.

### Les émissions indésirables de la vape

Trois types de problèmes peuvent provoquer une toxicité des produits de la vape :

- **Des e-liquides non conformes** contenant des ingrédients ou des impuretés toxiques : ces produits sont théoriquement éliminés du marché en Europe ;
- **Des e-cigarettes de mauvaise qualité** qui relarguent des monomères type bisphénol A de leurs réservoirs ou des métaux de leurs résistances : ces produits sont maintenant (devraient être ?) éliminés ;
- **Une mauvaise utilisation de l'e-cigarette** dont la résistance n'est pas bien humidifiée. La cigarette électronique fonctionne comme une cocotte-minute, aussi longtemps que du liquide est au contact de la partie chauffante, la vaporisation permet de contrôler la température de l'ensemble du dispositif.

Dès qu'il n'y a plus de liquide, la température monte très brutalement, libérant des composés toxiques (type acroléine) aussi bien dans votre cocotte-minute que dans votre e-cigarette. Ces deux dispositifs ne tolèrent pas le manque de liquide. À vous de l'éviter, en mettant suffisamment de liquide et en réglant de façon adaptée la puissance de chauffe.

**Les valeurs de référence prises dans les normes AFNOR**

Afin d'aider à assurer la sécurité et l'information du consommateur, l'AFNOR a pris, dans sa norme sur les émissions des cigarettes électroniques, des valeurs indicatives de références dans les émissions :

- **Pour les aldéhydes**, les valeurs guides de la qualité de l'air intérieur (VGAI) concernant le formaldéhyde, l'acétaldéhyde et l'acroléine pour une exposition de 24 heures ont été prises comme valeurs de référence.

  Les résultats montrent que l'on n'inhale pas plus de ces produits potentiellement toxiques en prenant 200 bouffées d'e-cigarette en fonctionnement normal qu'en respirant 24 heures dans un local clos répondant aux normes de pollution de l'air intérieur des maisons.
- **Pour les métaux**, la quantité de métal admise pour les médicaments inhalés a été prise en référence. En fonctionnement normal, les e-cigarettes émettent en 200 bouffées moins de métaux qu'autorisé lors des prises quotidiennes de médicaments inhalés.
- **Pour le diacétyle**, les seules valeurs de référence disponibles sont liées à l'exposition des ouvriers des usines de fabrication de pop-corn !

## LES DANGERS ET ERREURS À ÉVITER AVEC LES DISPOSITIFS DE VAPORISATION

Les dispositifs de vaporisation exposent en théorie à 4 principaux risques.

### Sécurité électrique

Les batteries des e-cigarettes, comme toute batterie, peuvent surchauffer et exploser (risque : 1/10 millions) généralement à la suite d'un court-circuit parfois lié à la présence de liquide dans le compartiment électrique ou à l'utilisation de chargeurs incompatibles. En cas de surchauffe, avec bruits de sifflement ou déformations, les utilisateurs doivent rester à l'écart du dispositif.

### Sécurité physique

Suite à une chute au sol, il convient de vérifier les fuites d'e-liquide. Tous les composants endommagés doivent être changés.

### Sécurité chimique

Il y a un danger que certains réservoirs non conformes laissent diffuser des monomères dangereux, tels que le bisphénol A ou des métaux.

### Sécurité de fonctionnement

La complexité de certains dispositifs les réserve aux utilisateurs expérimentés. Le danger majeur est la surchauffe d'une résistance non humidifiée.

## PRODUITS DE LA VAPE : LA DÉSINFORMATION VA BON TRAIN

Alors que 26 % des Français estimaient en 2012 que l'e-cigarette était dangereuse pour la santé (Eurobaromètre), ils étaient 60 % à le penser en 2015 ! Comment expliquer cette évolution alors que les données scientifiques se sont multipliées pour démontrer l'innocuité du produit ? La meilleure explication réside, entre autres, dans le pouvoir de désinformation des cigarettiers et de certains médias.

Ainsi la célèbre revue médicale *NEJM* a lancé une alerte mondiale sur l'existence de quinze fois plus de cancérogènes dans la vapeur que dans la fumée tabac, alors que l'article publié ne le montre en rien et fait seulement des calculs loufoques sur l'hypothèse qu'un vapoteur va inhaler des émissions cramées à l'horrible goût d'acroléine 150 fois par jour durant 10 ans !

Un autre journal énonce avec une erreur méthodologique majeure que l'e-cigarette empêche d'arrêter de fumer alors qu'il prend en compte des fumeurs déjà en échec de l'arrêt avec l'e-cigarette.

Il est totalement incompréhensible que des comités de lecture laissent publier de telles aberrations scientifiques. Il convient alors de se demander : « À qui profite le crime ? ».

## COMPARAISON DE LA COMPOSITION DE LA FUMÉE DU TABAC ET DES ÉMISSIONS DE LA VAPE

À chaque fois que les médias vous bassinent avec la toxicité des émissions de l'e-cigarette, demandez à voir les données sur la fumée du tabac et vous serez rassuré. Aucune étude réaliste jusqu'à ce jour n'a montré que l'inhalation de vapeur n'était pas une considérable réduction de l'exposition aux toxiques par rapport à la fumée du tabac. Mais bien entendu, pour les hommes, pour les souris de laboratoire et pour les cellules en culture, ne rien prendre est préférable, ne serait-ce que par précaution.

| Toxicité | Fumée | Vapeur |
|---|---|---|
| Monoxyde de Carbone (CO) | + + + + + | 0 |
| Particules fines solides (PM2.5) | + + + + + | ≈ 0 |
| Goudrons cancérogènes | + + + + + | 0 |
| Nitrosamines cancérogènes | + + + | |
| Formaldéhyde | + + + | 0 à + + (si brûlé) |
| Nicotine | + + + | + + + |
| Propylène glycol | + + | + + + + + |

## COMPARAISON DES EFFETS DE LA FUMÉE DU TABAC ET DE LA VAPE : IL N'Y A PAS PHOTO !

Les effets de la fumée du tabac sur le corps sont bien étudiés. Les effets de la vape sont moins connus et avec moins de recul, mais ils commencent à être documentés à moyen et long terme.

**Effets de la fumée du tabac et de la vapeur sur le risque de maladies**

| | Tabagisme | Vapotage |
|---|---|---|
| Cancer ORL | + + + + + | ≈ 0 |
| Cancer du poumon | + + + + + | ≈ 0 |
| Cancer de la vessie | + + + + | 0 |
| Broncho-pneumopathie chronique obstructive | + + + + + | ≈ 0 |
| Infarctus du myocarde | + + + | ≈ 0 |
| Accident vasculaire cérébral | + + + | ≈ 0 |
| Infections saisonnières | + + + | ≈ 0 |

N'ayez pas peur des substituts nicotiniques, des médicaments de prescription ou de la cigarette électronique, mais soyez effrayé par le mal que vous fait la fumée de cigarette.

En jouant sur la concentration en nicotine du e-liquide (qui doit donner la satisfaction maximum dans les 5 premières secondes), sur la durée des bouffées, sur la répétition des bouffées dans le temps, il est possible de reproduire assez fidèlement l'apport de nicotine que le fumeur avait avec le tabac et d'ainsi abreuver correctement les récepteurs nicotiniques.

# 10 – AUTRES MÉTHODES : ARNAQUES OU NON ?

## L'HYPNOSE

L'hypnose est une technique proposée par certains praticiens pour quitter le tabac.

Des études comparant l'hypnose à l'absence de traitement montrent, pour différentes situations, un succès plus important chez les sujets hypnotisés. Mais il faut noter de façon générale que les personnes traitées au moyen d'un placebo ont parfois de meilleurs résultats que celles qui ne reçoivent aucun traitement, montrant l'importance de la suggestion.

Ces faits suggèrent que l'hypnose, par son pouvoir de suggestion, agit effectivement. Le pouvoir de l'esprit sur le corps est bien réel. Bien orienté, l'esprit peut permettre au corps de réaliser des merveilles.

À l'inverse, l'esprit peut tourner en rond et donner lieu à des catastrophes de santé.

Les experts considèrent l'hypnose comme une méthode n'ayant pas prouvé son efficacité pour quitter le tabac. Attention à votre portefeuille ! Mais si l'on y croit, l'hypnose peut aider certains fumeurs comme le font toutes les méthodes à effet placebo.

Il est également possible que l'autohypnose possède une efficacité dans la prévention des rechutes.

## L'ACUPUNCTURE ET L'AURICULOTHÉRAPIE

L'acupuncture est une technique de médecine chinoise traditionnelle encore utilisée en Chine dans les provinces où les médicaments occidentaux sont peu accessibles. Quand ils le peuvent, les Chinois utilisent notre médecine occidentale, pas l'acupuncture !

L'acupuncture ne fait pas mieux quand elle est appliquée aux points exacts préconisés que quand elle est appliquée en dehors des points reconnus. L'oreille est particulièrement utilisée pour l'arrêt du tabac (auriculothérapie).

L'acupuncture était une des techniques utilisées en France pour l'arrêt du tabac il y a 30 ans, quand il n'y avait aucun traitement efficace pour aider à l'arrêt. Elle n'a plus de place reconnue depuis 1985 maintenant que l'on possède des moyens plus efficaces que le placebo.

Le praticien explique au fumeur que l'objectif est de réorienter les énergies du corps, une démarche qui ne demande aucune motivation du fumeur lui-même.

L'acupuncture a l'avantage, en comparaison de trop de méthodes reconnues, de faire porter en cas d'échec la responsabilité sur le praticien ou sur la méthode, mais pas sur le fumeur.

## LES AUTRES MÉTHODES PLUS OU MOINS FARFELUES

**L'homéopathie** consiste à soigner par des dilutions infinitésimales de tabac. L'efficacité de l'homéopathie pour traiter la dépendance tabagique n'est pas plus démontrée que pour les autres pathologies. La technique a l'avantage d'une absence de danger, mais elle ne doit pas conduire à des efforts de volonté trop intenses contre l'envie de fumer afin de ne pas laisser se développer les syndromes de sevrage.

Les adeptes de l'homéopathie peuvent toujours essayer cette méthode.

**Les autres médecines douces** n'ont pas démontré plus d'efficacité que le placebo. Mais rappelons que le placebo peut apporter un plus par rapport à l'absence de toute prise en charge. Il est important, si on utilise ces méthodes, de ne pas refuser de prendre en parallèle les traitements reconnus.

**L'aversion** qui consiste à obliger à fumer beaucoup pour se dégoûter du tabac n'est plus une technique pratiquée.

**La méthode Allen Carr**, qui était très populaire il y a 25 ans, est un coaching qui interdit le recours aux substituts nicotiniques. Elle doit donc, à ce titre, être déconseillée aux fumeurs dépendants.

PARTIE 4
# LES ÉLÉMENTS DE VIGILANCE

Adapter la dose de nicotine (ni trop, ni trop peu)

Analyser les motifs qui conduisent à prendre chacune des dernières cigarettes

**Cas particuliers :**
Vapo-fumeurs
Femmes enceintes
Personnes opérées
Personnes précaires

# 11 – VEILLER AUX DOSES DE NICOTINE

## COMPRENDRE COMBIEN JE PRENDS DE NICOTINE

Connaître la dose de nicotine prise est important, mais malheureusement les informations concernant la nicotine que vous prenez sont très imparfaites et trompeuses. Parfois, il s'agit de la dose de nicotine présente dans le produit, parfois de la dose prise !

Schématiquement :

- Un patch à 21 mg/24 heures délivre 21 mg en 24 heures soit 0,9 mg/heure, mais en contient beaucoup plus, ce qui explique que les patchs usagés restent dangereux pour un non-fumeur.
- Un patch à 25 mg/16 heures délivre 1,4 mg/heure.
- Une gomme à 2 mg délivre 1,5 mg (¾ de la dose présente et annoncée).

- Une cigarette fumée de façon moyenne libère 1,5 mg de nicotine, mais il existe de larges variations.
- Une e-cigarette dont on consomme 1 ml à 16 mg/ml délivre environ 12 mg, soit les ¾ de la dose annoncée.

Le fumeur dépendant a besoin d'être bien avec sa dose de nicotine et le bien-être qu'il ressentira est plus fiable que tous les calculs théoriques pour connaître la dose de nicotine qui lui est nécessaire.

## SOUS-DOSAGE EN NICOTINE

Le sous-dosage nicotinique est fréquent lors du sevrage tabagique. Il faut complètement l'éviter tout au long de l'abandon du tabac, car il est source d'inconfort, d'irritabilité, de boulimie et d'une augmentation du risque d'échec et de reprise du tabac.

Alors que la plupart des fumeurs ont peur de prendre trop de substituts nicotiniques ou d'e-liquide, ils négligent bien souvent le danger plus grand du sous-dosage. Ne faites pas comme eux, prenez des doses suffisantes de nicotine non fumée. C'est déjà assez compliqué comme cela de se libérer de la cigarette sans s'imposer des contraintes supplémentaires du fait d'une compensation insuffisante.

Le sous-dosage en nicotine se caractérise par une envie de fumer avec des pulsions fortes, une irritabilité souvent plus ressentie par l'entourage que par le fumeur lui-même, une boulimie, des troubles du sommeil avec un sommeil haché.

Beaucoup d'échecs de l'abandon du tabac sont liés au sous-dosage en substituts nicotiniques ou à la peur des e-liquides nicotinés des e-cigarettes. Quel gâchis !

## Si je peux fumer une cigarette entière, c'est que je suis sous-dosé en nicotine

Chaque cigarette fait monter très vite le taux de nicotine dans le cerveau puisque 8 secondes après une bouffée, la nicotine commence déjà à se fixer sur les récepteurs cérébraux.

Si chez un adolescent qui n'a jamais fumé ou chez un fumeur bien compensé en nicotine non fumée, après 4 ou 5 bouffées surviennent un haut-le-cœur, des nausées, un dégoût de fumer, cela traduit le fait que tous les récepteurs sont saturés et qu'il existe un excès de nicotine. Il est préférable d'éteindre cette cigarette et de se dire que « vraiment, celle-là, je n'en avais pas besoin ! »

À l'inverse, si un fumeur est capable de fumer une cigarette entière et qu'il y prend plaisir jusqu'à la dernière bouffée, c'est vraiment qu'il était sous-dosé en nicotine. Il faut donc augmenter la dose de nicotine non fumée pour supprimer ces envies fortes de fumer.

## SURDOSAGE EN NICOTINE

Chez le fumeur régulier, le nombre de récepteurs nicotiniques est considérablement augmenté après les années de tabagisme. Fumer 20 ou 40 cigarettes par jour ne provoque ni nausées, ni augmentation de la fréquence cardiaque, contrairement à ce qui est observé avec une seule cigarette chez un non-fumeur.

Prendre de la nicotine en patchs, comprimés sublinguaux, gommes, inhalateurs, spray oral ou cigarettes électroniques quand on est un gros fumeur ne présente donc pas de risque notable de toxicité.

Si la dose de nicotine utilisée devient excessive, une cigarette fumée sera mauvaise et écœurante après quatre bouffées et les premiers signes sont bénins : bouche pâteuse, palpitations, tremblements, nausées, céphalées. L'apparition de ces signes doit conduire à la baisse des doses de nicotine, mais pas à l'arrêt. Les effets indésirables s'estompent alors en quelques heures. Les tabacologues font de plus en plus confiance aux fumeurs pour adapter eux-mêmes leur nicotine non fumée. Le corps des fumeurs est malheureusement très expérimenté pour adapter à chaque instant les besoins en nicotine.

## CHAQUE PRODUIT A UNE CINÉTIQUE DIFFÉRENTE

**La cigarette** donne un pic de nicotine rapidement qui, pendant quelques minutes, apporte au cerveau un excès de nicotine qui désensibilise et augmente le nombre de récepteurs, donnant envie de fumer la suivante.

**Les substituts nicotiniques oraux** mettent 5 à 20 minutes pour atteindre leur pic de nicotine.

**Les e-cigarettes**, si elles sont utilisées très régulièrement, permettent d'assurer un apport constant de nicotine au cours de la journée.

**Les patchs** mettent une à deux heures à délivrer une dose de nicotine suffisante, mais au cours de la journée et les jours suivants, le taux de nicotine est régulier, sans pic.

## RASSUREZ VOTRE ENTOURAGE

Seriez-vous vous inquiet de la quantité d'eau que boit un explorateur qui vient de s'arracher du désert ? Non ! Vous savez bien que le problème n'est pas la quantité d'eau qu'il a bue, mais à quel point il était déshydraté avant.

De la même façon, ne vous inquiétez pas de la quantité de nicotine non fumée que consomme un ancien fumeur qui vient de se sortir de la galère du tabagisme. Si cette quantité est importante, c'est qu'il est très dépendant à la nicotine et qu'il est particulièrement indispensable de lui donner cette dose.

Soyez effrayé par la fumée du tabac, mais en absence de tout signe de surdosage, ne soyez pas inquiet de la dose de nicotine non fumée nécessaire, même si vous êtes conduit à mettre plus de 3 patchs.

N'écoutez pas ceux qui disent qu'il ne faut pas fumer avec des patchs, ceux qui disent que la cigarette électronique est dangereuse, ceux qui disent qu'il faut prendre le moins de gommes possible : ils ont des connaissances datant du millénaire dernier. Revenez les voir dans quelques semaines quand vous serez non-fumeur et éventuellement offrez-leur ce Petit Livre, afin qu'ils conseillent mieux les fumeurs et arrêtent de dire des bêtises.

# 12 – LES MOTIFS DES DERNIÈRES CIGARETTES

## LES DERNIÈRES CIGARETTES DU MATIN

### Pourquoi je fume cette cigarette le matin ?

Le matin, la première cigarette est (le plus souvent) prise du fait du manque de nicotine. La nuit, le taux de nicotine a baissé dans le cerveau, les récepteurs nicotiniques crient famine ! Toutes les autres formes de prises de nicotine fumée ou non fumée apportent au cerveau la nicotine moins brutalement que ne le fait la cigarette et ces autres formes sont d'autant moins addictives qu'elles apportent des taux stables de nicotine. La nicotine d'une cigarette fumée gagne le cerveau en 7-8 secondes.

### Comment vais-je l'éliminer ?

Ces besoins impérieux de cigarettes du matin sont clairement liés au manque de nicotine.

Il faut apporter le plus précocement possible de la nicotine non fumée en anticipant si possible le manque, car l'arrivée de nicotine au cerveau est plus lente avec ces produits qu'avec la cigarette. La prise avant le café de quelques bouffées de cigarette électronique dès le réveil ou d'une forme orale de substitution permet la remontée du taux de nicotine dans l'heure du lever.

## LES CIGARETTES PRISES AVEC LE CAFÉ

### Pourquoi je fume cette cigarette avec mon café ?

L'odeur du café et la prise du café sont intimement liées à la cigarette. « Est-ce le moment, l'odeur ou le goût du café chaud qui fait naître en moi cette envie de fumer ? »

Ce besoin relève souvent du réflexe conditionné, l'odeur du café déclenchant automatiquement la prise d'une cigarette, même si on n'a pas vraiment envie de fumer, mais comme tout réflexe automatique, il peut se déprogrammer.

### Comment vais-je l'éliminer ?

Différentes techniques sont possibles :

- Bien se charger en nicotine non fumée avec la cigarette électronique ou des substituts avant le moment de prendre le café.

- Prendre autrement son café, changer de tasse ou de place afin d'aider au déconditionnement.
- Se remémorer juste avant de prendre un café que l'on ne va pas fumer. Ainsi le cerveau n'enclenchera pas le comportement automatique qui conduit à la prise d'une cigarette, même sans manque de nicotine.

## LES CIGARETTES DU STRESS

### Pourquoi je fume cette cigarette pour gérer un conflit ?

Tout le monde connaît des moments de stress. La cigarette est utilisée par la plupart des fumeurs pour aider à diminuer la pression en cas de conflit. Quand la pression est trop forte, la cigarette permet de souffler un bon coup.

### Comment vais-je éliminer cette cigarette ?

Il faut trouver une alternative à ce comportement qui pose autant de problèmes lors de l'abandon du tabac que dans le déclenchement ultérieur des récidives :

- En restant toujours suffisamment chargé en nicotine pour éviter le manque à ce moment précis ;
- En trouvant une alternative telle que rechercher une position confortable, fermer les yeux, prendre conscience de sa respiration avec 2 grandes inspirations, puis exécuter un rituel personnel : faire passer dans votre esprit une image, toujours la même, chanter en silence, réciter un poème, développer une histoire ; bref, informer son corps du déclenchement du « rituel de sortie du stress ».

## LES CIGARETTES DE LA CONVIVIALITÉ

### Pourquoi je fume cette cigarette par convivialité ?

Quand je suis joyeux, peut-être avec un peu d'alcool, que je me détends avec des amis dans une ambiance de fête, j'allume une cigarette avec les autres. Je n'en avais pas fortement besoin, mais j'étais bien.

### Comment vais-je éliminer ces cigarettes ?

Éliminer les dernières cigarettes prises par convivialité nécessite :

- De bien être saturé en nicotine avant de me confronter à cette situation de convivialité ;
- De mettre en route des techniques pour solliciter mon cortex cérébral avant d'entrer dans l'événement : « OK, je vais m'amuser avec des amis dont certains fument. Je ne vais pas m'interdire de participer, mais je ne vais pas fumer » ;
- D'utiliser (si j'en ai une) ma cigarette électronique avec un e-liquide avec ou sans nicotine. Elle constitue un rempart supplémentaire.

Et n'hésitez pas à faire la promotion des bienfaits de l'arrêt du tabac par le plaisir. Vous verrez, on vous posera plein de questions qui, en retour, vous aideront.

## TABAC ET JOINTS DE CANNABIS

### Pourquoi je fume du tabac pour prendre mon cannabis ?

En France, le cannabis est principalement fumé sous forme de résine de cannabis avec du tabac roulé dans du papier long. La prise de nicotine par un joint est égale à celle d'une cigarette. Beaucoup de fumeurs de cigarettes qui veulent garder un joint rechutent après avoir pris du cannabis le week-end. Ils rechutent, non pas au cannabis, mais au tabac, une drogue très addictive.

Quand on arrête de fumer du tabac, il faut aussi se dire « Plus jamais de joint contenant du tabac ! ».

### Comment je vais l'éliminer ?

Le conseil du médecin est bien entendu de ne pas prendre de joint de cannabis.

Si vous prenez du cannabis, il faut le prendre sous une forme qui ne nécessite pas d'y associer le tabac.

Si vous avez consommé un joint et avez envie de fumer du tabac après, reprenez de la nicotine non fumée par votre e-cigarette ou vos substituts nicotiniques afin de bloquer le processus de reprise du tabac.

## J'ARRÊTE UNE À UNE LES DERNIÈRES CIGARETTES EN COMMENÇANT PAR LES IDENTIFIER

Je donne un numéro, un nom et je classe mes 3 à 5 cigarettes persistantes (malgré ma nicotine non fumée).

| Nombre de cigarettes | Heure | Circonstances | Était-elle bonne ? | Mes solutions à mettre en place pour supprimer cette cigarette |
|---|---|---|---|---|
| 1 | | | | |
| 2 | | | | |
| 3 | | | | |
| 4 | | | | |
| 5 | | | | |

Remplissez cette fiche dès que vous êtes (presque) compensé en nicotine (quand vous fumez moins de 5 cigarettes).

Remplir cette fiche est quasi impossible si vous fumez toute la journée, car vous ne saurez dire pourquoi vous fumez chacune de vos cigarettes. En revanche, vous y parviendrez pour les dernières cigarettes et trouverez les solutions pour les éliminer une à une.

# 13 – QUELQUES SITUATIONS PARTICULIÈRES

Tous les fumeurs sont différents… mais tous peuvent arrêter par & pour le plaisir.

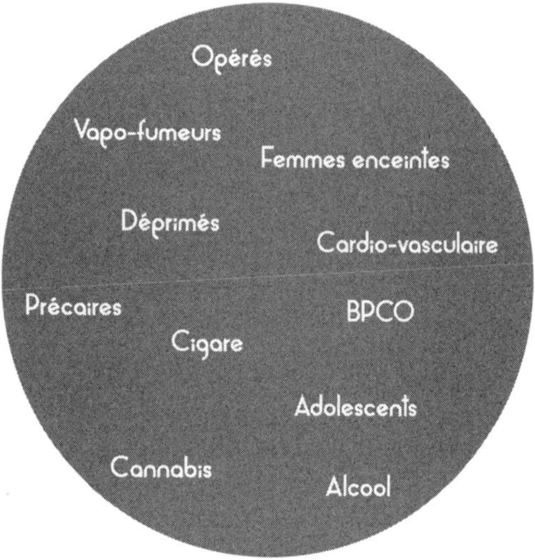

## JE FUME ET JE VAPOTE

Les fumeurs qui ont trouvé la cigarette électronique et l'e-liquide qui provoque un bon *throat-hit* (arrivée agréable de la vapeur au fond de la gorge) quittent le plus souvent le tabac.

Les fumeurs qui n'ont pas encore trouvé un bon *throat-hit* restent à consommer selon les moments tabac ou cigarette électronique. Cette situation, même si elle entraîne pour un temps une réduction du risque, aboutit le plus souvent au retour au tabagisme exclusif.

Vapo-fumeur, il vous faut agir de 2 façons :

- En passant du temps à trouver votre « graal » avec la cigarette électronique. Pour vous libérer du tabac, pour votre santé et arrêter de gaspiller votre argent, il FAUT que vous trouviez l'e-liquide qui vous plaît. Il existe des milliers de e-liquides. Faites inlassablement les boutiques, cet e-liquide qui vous plaît existe.
- L'association à l'e-cigarette des substituts nicotiniques sous forme de patch, afin d'augmenter l'apport de nicotine non fumée, permet d'avoir un apport suffisant

de nicotine pour faire régresser le besoin de fumer, mais cette démarche n'exclut en rien de rechercher le *throat-hit* idéal.

## JE SUIS ENCEINTE (OU J'ACCOMPAGNE UNE FEMME ENCEINTE)

Au cours de la grossesse, il est difficile d'arrêter de fumer. L'idéal est l'arrêt du tabac avant la grossesse.

Si une fumeuse se découvre enceinte, un arrêt rapide du tabac est souhaitable. Cet arrêt est parfois facile sans apport de nicotine chez celles qui ne fumaient pas dans l'heure du lever. Les nausées du début de grossesse aident aussi certaines femmes.

Les substituts nicotiniques oraux sont utilisés sur avis médical chez la femme enceinte de façon à obtenir un sevrage rapide.

La cigarette électronique est, chez la femme enceinte, préférable au tabagisme. Ne rien prendre est toujours mieux aussi longtemps que l'innocuité de son usage n'est pas démontrée chez la femme enceinte. La toxicité du tabac est, elle, bien démontrée. Mieux vaut exposer le fœtus à la nicotine des substituts ou des cigarettes électroniques qu'à la nicotine associée aux milliers de composés de la fumée de cigarette (dont le CO qui asphyxie le fœtus).

Dans tous les cas, il est préférable que la femme enceinte se fasse aider pour l'arrêt du tabac. La simple réduction à 5 cigarettes par jour ne doit jamais être proposée.

## JE VAIS ÊTRE OPÉRÉ

Si vous devez subir une opération programmée, vous n'avez plus de délai pour vous décider.

On sait que les fumeurs ont trois fois plus de complications opératoires que les non-fumeurs, qu'ils restent plus longtemps à l'hôpital, qu'il s'agisse d'une opération bénigne ou d'une opération très importante.

Arrêter de fumer 6-8 semaines avant l'intervention et durant toute la période de cicatrisation supprime totalement ce sur-risque.

Donc, si vous devez être opéré, arrêtez rapidement de fumer. Commencez sans délai à prendre de la nicotine non fumée par substitution nicotinique ou cigarette électronique. Augmentez rapidement les doses afin de supprimer l'envie de fumer et permettre ainsi une libération rapide du tabac. Une aide de votre médecin ou de l'équipe chirurgicale peut être sollicitée.

Lors de l'arrivée à l'hôpital, prévenez l'anesthésiste que vous venez d'arrêter de fumer, que vous prenez une substitution nicotinique ou que vous vapotez.

Continuez à utiliser autant que nécessaire la nicotine non fumée.

## JE SUIS DÉPRIMÉ OU SOUS TRAITEMENT PSY

Les fumeurs ont trois fois plus souvent une histoire de dépression que les non-fumeurs. Il existe chez certains un risque de dépression à l'arrêt du tabac.

Si vous vous sentez déprimé : soyez vigilant ! Mais sachez qu'une dépression ne vous empêche pas de remplacer la nicotine que vous fumez par de la nicotine non fumée (patch, gomme, pastille, comprimé à sucer, inhaleur, spray buccal ou cigarette électronique).

Si vous ne vous privez pas de fumer, mais que vous saturez au mieux vos récepteurs nicotiniques par la nicotine non fumée, cela a très peu de chance de déséquilibrer votre humeur, cela peut même l'améliorer.

Plus encore que chez un sujet sans problème psychiatrique, il faut que la sortie du tabac se passe en douceur, avec une phase longue de substitution par une nicotine non fumée. Il est toujours mieux de prendre contact avec votre médecin.

Si vous êtes en pleine déprime, les chances d'arriver à vous sevrer en nicotine sont quasiment nulles, mais il est tout à fait possible que le passage du tabac à l'e-cigarette ou à d'autres substituts nicotiniques se passe bien et vous serez ex-fumeur.

## J'AI DES PROBLÈMES CARDIO-VASCULAIRES

Beaucoup de maladies cardio-vasculaires sont liées au tabac et les sujets cardiaques sont les premières victimes du tabagisme actif et passif.

Il est étrange de voir que beaucoup de fumeurs atteints de maladies cardiaques ou vasculaires ont peur d'utiliser des médicaments ou la cigarette électronique pour sortir de la dépendance tabagique, alors que, pour eux, l'abandon du tabac est urgent et est une partie intégrante de leur traitement.

La substitution nicotinique a eu dans le passé mauvaise réputation chez le cardiaque. Maintenant, la nicotine non fumée peut être utilisée sans restriction en France chez les cardiaques fumeurs. Les risques théoriques initialement évoqués n'ont pas été vérifiés alors que le bénéfice de l'arrêt du tabac est clairement établi. La libération du tabac diminue la mortalité dès 30 jours après l'infarctus du myocarde. Ainsi l'infarctus qui était autrefois une contre-indication est maintenant une indication à la substitution nicotinique chez le fumeur.

Il en est de même dans les maladies vasculaires, en particulier l'artérite de Buerger.

Le Champix® n'a pas de contre-indication cardiaque ou vasculaire chez les fumeurs cardiaques.

## J'AI UNE MALADIE DE BRONCHOPATHIE OBSTRUCTIVE (BPCO OU AUTRE)

Les bénéfices de l'abandon des produits fumés sont importants pour les maladies respiratoires, comme l'arrêt de l'exposition à toute autre pollution.

La fumée du tabac altère le fonctionnement puis l'anatomie des voies respiratoires hautes des grosses et petites bronches et des alvéoles pulmonaires.

Les effets se produisent aussi bien à court qu'à long terme.

Les sujets atteints de BPCO sont fumeurs dans plus de 85 % des cas.

L'abandon du tabac est LE traitement le plus important de la BPCO : il arrête la dégradation accélérée de la fonction respiratoire, diminue le risque de surinfection et améliore la qualité de vie.

Le taux d'abandon du tabac sans accompagnement actif est extrêmement faible chez ces patients. Bien accompagné, le taux d'abandon du tabac peut rejoindre le taux du fumeur sans pathologie associée.

La substitution parfaite et très prolongée par la nicotine non fumée est particulièrement efficace.

Les données scientifiques plaident pour un accompagnement par les médecins de ces fumeurs.

## JE FUME DES CIGARES OU DES CIGARILLOS

Les effets du cigare sur la santé sont un peu différents de ceux de la cigarette pour celui qui n'a jamais fumé que des cigares.

À l'inverse, passer de la cigarette aux cigarillos présente un risque quasi identique à celui des cigarettes, car la façon de fumer les cigarillos est alors voisine de la façon de fumer des cigarettes. Ainsi, passer de la cigarette au cigarillo n'est pas une réduction du risque.

Si vous n'êtes pas dépendant, ne fumez qu'un cigare de temps en temps, prenez juste la décision de quitter le cigare.

Si vous êtes dépendant, le processus de la libération des cigarillos sera voisin de celui des cigarettes : il faudra progressivement gaver vos récepteurs nicotiniques en apportant au corps les bonnes doses de nicotine non fumée par les substituts nicotiniques ou la cigarette électronique jusqu'à ce que fumer un cigarillo vous écœure après quelques bouffées.

## JE SUIS (OU J'ACCOMPAGNE) UN ADOLESCENT

À l'adolescence, le taux d'arrêt est relativement faible. Il s'agit plus d'abandon d'une initiation au tabagisme avant que celui-ci ne devienne trop régulier.

La cigarette électronique (la vape) joue un rôle particulier à cet âge, car elle s'est rapidement installée comme une forte concurrente du tabac chez les jeunes.

Chez l'adolescent qui fume, l'e-cigarette pourrait, comme chez les jeunes adultes, être un moyen de sortie du tabac. Se « sevrer », « ne pas prendre » n'est pas enthousiasmant pour les adolescents épris de nouvelles sensations.

Beaucoup sont heureux de changer de « plaisir », de passer de la consommation de tabac à un autre plaisir, celui de vapoter. Il s'agit dans un premier temps d'un remplacement d'un vieux produit qui coûte cher, pollue et tue par un produit moderne qui est infiniment moins dangereux et moins coûteux.

Concernant les substituts nicotiniques, ceux qui ont été enregistrés par l'Agence française du médicament sont autorisés à partir de 15 ans, ceux qui ont un enregistrement européen et non de l'Agence nationale ne sont autorisés qu'à partir de 18 ans (Cherchez l'erreur !).

## J'AI AUSSI UN PROBLÈME AVEC L'ALCOOL

Un certain nombre de fumeurs ont, ou ont eu, un problème avec l'alcool.

Aussi longtemps que le problème de l'alcool n'est pas réglé, l'arrêt du tabac est difficile, voire impossible, et ce d'autant plus que la personne connaît encore des états d'ivresse.

Mieux vaut commencer par régler votre problème avec l'alcool et vous engager dans la foulée dans l'abandon du tabac.

Ceux qui ont arrêté l'un et l'autre témoignent très régulièrement qu'il est plus facile d'arrêter l'alcool que d'arrêter le tabac. En effet, le tabac est une drogue plus addictive que l'alcool, bien que moins désocialisante.

L'expérience de l'arrêt de l'alcool vous rendra plus fort pour l'arrêt du tabac. Au mieux, c'est l'équipe qui vous a aidé à arrêter de boire qui vous libérera du tabac. Si ce n'est pas possible, il faut mieux de toute façon vous faire aider.

Quand on a été dépendant aux deux produits, c'est en fin de compte un sacré bonheur d'avoir réussi à arrêter l'un et l'autre.

## JE PRENDS AUSSI DU CANNABIS

Chez les jeunes, la consommation de haschich est malheureusement très fréquente. Le plus souvent, la consommation est festive, uniquement une ou deux fois par mois. Bien que chaque joint soit plus toxique qu'une cigarette, certains jeunes disent : « OK ! Je veux bien arrêter le tabac mais je veux garder la possibilité de fumer un joint lors de fêtes ! ». Fumer un joint de tabac et haschich expose au risque de rechute du tabagisme.

Plusieurs solutions peuvent être proposées :

- La première (et la meilleure) solution est d'arrêter de fumer du haschich.
- La deuxième est de ne plus prendre de résine de cannabis, mais des feuilles de marijuana sans tabac.
- La troisième solution est de mélanger la résine de cannabis avec des « plantes à fumer » sans tabac.

Mais, rappelons-le, le commerce et l'utilisation de haschich sont illégaux et dangereux pour la santé.

Chez les gros fumeurs de cannabis, l'arrêt du tabac avec compensation nicotinique totale s'accompagne souvent d'une diminution du nombre de joints fumés.

## PRÉCAIRE, JE N'AI PAS LES MOYENS DE ME LIBÉRER DU TABAC

Les personnes en situation de précarité sont particulièrement touchées par le tabagisme et ont des difficultés spécifiques à se sevrer du tabac.

Une intoxication éthylique associée complique les choses, mais ne rend pas l'arrêt impossible.

Les difficultés sont liées à la faible motivation à se sevrer, aux pensées négatives, au déficit de projet d'avenir. Quand existent des pathologies associées, en particulier une broncho-pneumopathie chronique obstructive, une réduction du risque est possible en associant substitution nicotinique et cigarettes.

Les difficultés sont aussi liées aux difficultés financières du sevrage. Si, en France, il est possible de bénéficier de consultations gratuites avec une Aide Médicale Gratuite (AME), la CMU ou certaines mutuelles, la prise en charge des substituts théoriquement possible pour les patients précaires est en pratique très difficile. La complexité administrative bloque dans les faits l'utilisation de ces produits. Un nouveau dispositif permettant une prise en charge efficace est souhaitable. Les patients précaires doivent être médicalement suivis durant leur arrêt.

PARTIE 5

# JE NE FUME PLUS !

## 14 – JE NE FUME PLUS, JE L'AFFICHE MAIS JE RESTE ADDICT À LA NICOTINE

### LA PREMIÈRE SEMAINE DE PASSAGE DE LA NICOTINE DE LA CIGARETTE À LA NICOTINE NON FUMÉE

Durant cette semaine, il faut adapter la dose de nicotine non fumée afin de ne plus avoir d'envies urgentes de fumer. La première semaine est cruciale dans la réussite de l'arrêt de la prise de cigarette.

Il existe des éléments le plus souvent très positifs :

- Vous avez compris comment faire afin d'éviter les envies urgentes par une prise adaptée de nicotine non fumée.

- La réduction du tabagisme ou l'arrêt vous donne l'impression que vous reprenez le contrôle de votre comportement. La diminution drastique du nombre de cigarettes a probablement des effets moins importants que vous le redoutiez.

Les premiers signes de l'arrêt doivent maintenant se faire sentir :

- Vous pouvez tousser encore ;
- Vous pouvez avoir un peu de mal à dormir, mais les rêves sont colorés !
- Vous sentez que les choses vont mieux, que votre odorat commence à revenir ;
- Certains, dans votre entourage, sont heureux de votre sevrage et vous disent leur admiration.

## IL FAUT TOTALEMENT SUPPRIMER LES PICS DE NICOTINE QUI MAINTIENNENT LA DÉPENDANCE

Les pics de nicotine poussent à fumer. Le corps du fumeur s'organise pour avoir un taux de nicotine dans le sang et le cerveau qui lui évite les manques. S'il est en dessous de ce taux, il éprouve un manque qui le conduit à prendre une cigarette.

Chaque cigarette provoque un pic de nicotine qui dépasse de beaucoup le taux nécessaire à la satisfaction des récepteurs. Ces shoots excessifs favorisent la synthèse de nouveaux récepteurs nicotiniques et leur désensibilisation, augmentant ainsi la soif de reprendre de la nicotine.

La plupart des cigarettes ne sont pas fumées par plaisir, mais pour éviter le déplaisir d'être en manque de nicotine dans un cerveau formaté, par des années de shoots de nicotine, à en réclamer sans cesse.

Aussi longtemps qu'il y a des pics, le taux de nicotine nécessaire à la satisfaction ne baisse pas. Quand les pics disparaissent, la plupart des anciens fumeurs voient leurs besoins journaliers en nicotine baisser, grossièrement de 1 % par jour.

Il faudra des mois pour endormir tous les récepteurs.

## JE RESTE 6 SEMAINES À PLEINES DOSES DE NICOTINE

Il est important de ne pas précipiter les choses et de continuer pendant 6 semaines à gaver ces « stupides » récepteurs à la nicotine, sans chercher à diminuer les apports, bien au contraire. Il faut conserver à chaque instant ses récepteurs parfaitement substitués. N'oubliez pas qu'ils sont situés dans une partie du cerveau dénuée d'intelligence et que c'est à vous d'anticiper afin qu'ils ne crient pas famine de nicotine et vous conduisent à refumer.

Être sous-dosé, même si on se croit fort et à l'abri d'une rechute, c'est s'exposer au risque de rechute.

Vouloir jouer au héros en diminuant rapidement la dose de nicotine non fumée est non seulement inutile, mais bien souvent néfaste à votre libération du tabac.

Durant ces six semaines après la dernière cigarette, ce n'est qu'en cas de signes de surdosage en nicotine, avec bouche pâteuse et nausées, que la dose de nicotine non fumée pourrait être diminuée de façon prématurée. Et quand je dis dernière cigarette, c'est vraiment la dernière : si vous reprenez trois cigarettes en soirée, quinze jours après votre arrêt, le délai nécessaire à baisser les doses de nicotine non fumée s'en trouve allongé d'autant.

## JE LISTE LES PREMIERS EFFETS POSITIFS CERTAINS

Au bout de deux semaines, certains bienfaits de l'arrêt du tabac sont souvent déjà apparents.

- Regardez-vous dans la glace, votre **peau** est plus rose.
- Vous commencez à retrouver les **odeurs**, les saveurs (peut-être même trop rapidement !).
- Vous sentez vos **poumons** de façon différente. Vous commencez à penser que vous tenez le bon bout et que finalement cette première étape s'est mieux déroulée que vous ne le pensiez !
- Si vous aviez mesuré la pollution de votre corps par le monoxyde de carbone (CO) chez votre médecin, vous constateriez que cette pollution a disparu.

Mais vos récepteurs à la nicotine restent aussi nombreux et peu sensibles. Vous n'êtes pas guéri de votre dépendance nicotinique, vous êtes juste sur la bonne voie, avec déjà une réduction de nombreux risques pour votre santé.

**Il faut prendre le temps suffisant avant d'aller vers le deuxième objectif : réduire l'addiction à la nicotine.** Pour le moment, il faut continuer à gaver à pleines doses vos récepteurs de nicotine durant 6 semaines. Ce n'est pas si pénible, il faut juste attendre.

# 15 – JE LAISSE MON CORPS BAISSER DOUCEMENT SES BESOINS DE NICOTINE

Alors que les besoins en nicotine étaient élevés chez les fumeurs, la dose de nicotine nécessaire va baisser significativement un à deux mois après l'arrêt du tabac chez 80 % des personnes qui passent à la nicotine non fumée (par les substituts nicotiniques ou par la cigarette électronique).

## COMMENT GÉRER LES SUBSTITUTS NICOTINIQUES POUR LAISSER MON CORPS BAISSER SES BESOINS EN NICOTINE ?

Les substituts nicotiniques, en particulier les patchs, permettent d'apporter très régulièrement de la nicotine au cerveau.

Si les récepteurs nicotiniques sont donnés à doses adéquates, ils compensent complètement le manque sans toutefois produire de pics de nicotine. Les pics sont la source d'une stimulation des récepteurs nicotiniques les conduisant à se multiplier et se désensibiliser.

Les formes orales, si elles sont prises de façon répartie dans la journée en les gardant longtemps en bouche comme recommandé, produisent peu de pics. Il est rare dans cette situation qu'il existe un renforcement du nombre de ces récepteurs. Cependant, les substituts nicotiniques, même s'ils ne créent pas cette dépendance, peuvent laisser persister une dépendance induite par le tabac fumé.

Si des signes de surdosage conduisent à réduire les doses de nicotine, il ne faut que partiellement les réduire afin de ne pas risquer de provoquer le manque.

## COMMENT GÉRER LES PRODUITS DE LA VAPE POUR LAISSER MON CORPS BAISSER SES BESOINS DE NICOTINE ?

L'utilisation de la cigarette électronique (la vape) isolée ou associée aux substituts nicotiniques permet de maintenir durant cette période un bon comblement des récepteurs nicotiniques, afin d'éviter les manques. L'adaptation, précise à chaque instant, demande un peu d'apprentissage, mais si on a un e-liquide et une e-cigarette qui plaît bien, il est aisé de faire face à toutes les situations de début de manque de nicotine.

Le risque majeur dans cette phase, durant laquelle la quantité de nicotine nécessaire est élevée, est la panne. Panne qui survient parce qu'on n'a pas racheté son e-liquide, parce qu'on a eu un problème avec les mèches de sa e-cigarette ou que la batterie est à plat et que l'on est sans chargeur.

Chez les fumeurs très dépendants qui passent à la cigarette électronique sans substitution nicotinique, on ne peut que recommander d'avoir en double sur soi tous les composants de l'e-cigarette. Cette précaution peut éviter une rechute, car l'expérience montre en cas de panne que le retour chez le buraliste est malheureusement souvent observé.

## JE SAIS CALCULER COMBIEN JE PRENDS DE NICOTINE QUAND JE VAPE

En fonction du nombre de jours que dure un flacon de 10 ml et de la concentration en nicotine, je regarde dans le tableau la quantité de nicotine que j'ai consommée.

En moyenne, environ ¾ de ce que j'ai consommé en e-liquide est réellement absorbé par mon corps.

| Durée d'un flacon de 10 ml | 4 mg/ml | 8 mg/ml | 12 mg/ml | 16 mg/ml | 20 mg/ml |
|---|---|---|---|---|---|
| 10 jours | 4 | 8 | 12 | 16 | 20 |
| 9 jours | 4 | 9 | 13 | 18 | 22 |
| 8 jours | 5 | 10 | 15 | 20 | 25 |
| 7 jours | 6 | 11 | 17 | 23 | 29 |
| 6 jours | 7 | 13 | 20 | 27 | 33 |
| 5 jours | 8 | 16 | 24 | 32 | 40 |
| 4 jours | 10 | 20 | 30 | 40 | 50 |
| 3 jours | 13 | 27 | 40 | 53 | 67 |
| 2 jours | 20 | 40 | 60 | 80 | 100 |
| 1 jour | 40 | 80 | 120 | 160 | 200 |

# 16 – JE SUIS UN EX-FUMEUR

Je n'ai pas fumé depuis 6 semaines, mais tout n'est pas terminé…

## LIBRE DU TABAC FUMÉ

Mais… par forcément encore libre de la nicotine ! Il est l'heure de faire le point 6 semaines après la dernière cigarette.

## CERTAINS RESTENT ACCROS À LA NICOTINE : CE N'EST PAS GRAVE, PATIENTEZ ENCORE UN PEU

Vous êtes libre du tabac fumé. C'est une très bonne nouvelle, mais beaucoup de fumeurs restent accrochés à la nicotine. Nous allons faire le point, mais ce qui est gagné en quittant le tabac est considérable, c'est un pas colossal accompli !

Si vous prenez la même quantité de nicotine qu'auparavant, il est possible que vous restiez quelques mois sous fortes doses de nicotine, ce n'est pas grave et il ne faut vraiment pas vous inquiéter au cours des premiers mois sans tabac.

Si vous prenez moins de nicotine non fumée qu'auparavant, sans avoir de manque, *a priori* vos besoins vont baisser progressivement. Il suffit d'attendre.

Cette cinétique de baisse progressive des besoins de nicotine est de loin le cas le plus fréquent si la situation est calme.

Si, du fait de problèmes familiaux, professionnels, ou personnels, la situation est agitée, il ne faut pas baisser les doses de nicotine non fumée aussi longtemps que la situation n'est pas retournée au calme.

## CERTAINS ARRÊTENT LA NICOTINE

La fin progressive des patchs se fait généralement sans émotion. C'est surtout intellectuellement que l'ancien fumeur est content de se dire qu'il peut se passer de « sa dose » de nicotine quotidienne sans ressentir le moindre manque.

Les formes orales restent souvent prises plus longtemps et même après l'arrêt. Il est bon d'en garder à proximité pour faire face à tout manque.

Les gommes à la nicotine sont parfois remplacées par des chewing-gums.

L'e-cigarette sans nicotine peut avoir remplacé les e-cigarettes avec nicotine après une diminution très lente des doses. Les e-liquides sans nicotine, qui ne plaisaient pas quand la dépendance était forte, sont maintenant plus appréciés. Là encore, il est toujours souhaitable de garder un peu de e-liquide nicotiné pour faire face à un besoin soudain de nicotine.

En ne prenant plus de nicotine et si les envies de fumer ont disparu, vous êtes libéré de la nicotine et si vous ne touchez plus au tabac, vos récepteurs resteront endormis.

# 17 – JE SUIS LIBÉRÉ DU TABAC ET DE LA NICOTINE !

Mais gardez en tête que les rechutes sont toujours possibles et soyez vigilant.

## JE SUIS OBSÉDÉ PAR LES RECHUTES

C'est une bonne chose d'être conscient du risque de rechute tabagique. Ceux qui se croient plus fort que les autres ou qui, parce qu'ils ne fument plus depuis quelques jours, endorment leur vigilance, arrêtent trop vite la substitution nicotinique. Ils sont gravement menacés de rechute. Plus de la moitié des fumeurs qui s'arrêtent de fumer durant trois mois rechutent dans l'année. Pour ne pas rechuter, il faut rester au moins un an vigilant et pour cela identifier les situations à haut risque de rechute (SHRR) :

- **Le matin**, même si l'envie est forte, la résistance à la rechute est forte, ce n'est pas une situation à risque.
- Le pire risque est la **survenue inattendue d'une très bonne ou très mauvaise**

**nouvelle**. Une situation où le niveau émotionnel n'est pas au niveau habituel (un mariage ou un enterrement !).

- **La prise d'alcool le soir**, quand on se sent très détendu, est à risque majeur de reprise du tabac.
- **La proposition de prendre du cannabis** mêlé au tabac fait rechuter au tabac, beaucoup plus qu'au cannabis.

## J'AI UNE STRATÉGIE DE PRÉVENTION DES RECHUTES

Il est très important d'avoir imaginé les stratégies à adopter en cas d'exposition à une situation à haut risque de rechute (SHRR) :

- **La prise du café** est un grand classique. À distance de l'arrêt, ce sera un café pris dans une circonstance particulièrement agréable, dans un endroit où vous n'étiez pas venu depuis quelque temps ou avec des personnes que vous êtes heureux de rencontrer. Prenez du plaisir, mais ne prenez pas de tabac.
- **Un stress négatif**, une engueulade avec son conjoint, son chef au travail ou avec

un voisin. Ces situations sont d'autant plus dangereuses qu'elles n'ont pas été anticipées. Il faut aussitôt mettre en route un rituel de déconnexion du stress afin de faire baisser la tension.

- **Une émotion positive**, isolée ou lors d'une soirée arrosée qui fait baisser toutes les barrières et qui risque de conduire à reprendre une cigarette. Faites remonter au niveau conscient les bienfaits d'avoir quitté le tabac et les méfaits que le tabac vous avait fait subir afin d'éviter de vous faire reprendre.

## SE CONSTRUIRE SES OUTILS DE PRÉVENTION

Ces outils de prévention des rechutes sont aussi des outils utilisés pour éliminer les dernières cigarettes.

Le médecin ne peut que conseiller de boire l'alcool avec modération, mais même un verre d'alcool diminue la capacité de dire « non » et de laisser notre cortex cérébral intelligent prendre le contrôle du fonctionnement du corps. Il est important, si on est conduit à boire de l'alcool, de réveiller les défenses que l'on a, en les mettant en alerte maximum pour réagir : « Non je ne fumerai pas, même si je m'amuse à cette soirée ». Un bon éveil de la cognition prévient un comportement contraire à ce que l'on souhaiterait.

Avoir un rituel en cas de stress ou de conflit est un besoin fondamental pour bien surmonter ces situations. Avec la fin du tabac fumé, il faut trouver une autre habitude : relaxation, autohypnose, diriger sa pensée vers une image ou un son particulier sont autant de rituels possibles qui aident à gérer les situations sans cigarettes.

En cas de reprise d'une cigarette, il faut aussitôt mettre en route une procédure d'urgence pour éviter de passer d'une à trois, puis à un paquet de cigarettes.

## SE DÉCONNECTER SI L'ON A FUMÉ UNE CIGARETTE

Être généreux, attentif aux autres est finalement un bon moyen de vous occuper de vous-même.

Si vous avez réussi à vous libérer paisiblement du tabac, pour beaucoup de fumeurs, vous êtes un héros. Même si vous avez eu des difficultés, vous êtes probablement un exemple pour les autres fumeurs qui voudraient eux aussi réussir à se libérer du tabac.

N'hésitez pas à faire profiter les autres de votre expérience :

- **À ceux qui fument en ne se souciant de rien**, faites découvrir la liberté de ne plus fumer, par un essai de prise de nicotine non fumée.
- **À ceux qui se posent des questions**, aidez-les à utiliser la nicotine non fumée pour diminuer le manque et la possibilité de ne pas faire d'effort pour arrêter.
- **À ceux qui sont en train de s'arrêter**, écoutez leurs difficultés et leurs succès : peut-être aurez-vous des expériences à partager et souvent vous devrez les rassurer, sur les apports de nicotine non fumée qui fait souvent peur.
- **À ceux qui ont arrêté**, parlez des tentations de rechutes et des moyens de les éviter, vous vous renforcerez mutuellement.

# 18 – LES BONNES NOUVELLES DE L'ARRÊT

| | |
|---|---|
| 1 jour ⇨ | Le CO dans le sang redevient normal. Le risque d'infarctus diminue. |
| 1 semaine ⇨ | Amélioration de la fluidité de la circulation sanguine. |
| 1 mois ⇨ | La toux, la congestion des sinus et l'essoufflement diminuent. |
| 1 semestre ⇨ | Recroissance ciliaire, production normale de mucus, infections moins fréquente. |
| 1 an ⇨ | L'excès de risque de maladie coronarienne est réduit de 50 % pour l'ancien fumeur. |

## TIENS, JE N'AI PAS PRIS DE POIDS !

« Quand on arrête de fumer, on prend du poids. » Vous avez entendu cent fois cette phrase et vous redoutiez de vous libérer du tabac et de fatalement prendre du poids. Et voilà trois mois que vous ne fumez plus et vous avez oublié le problème ! « Mais pourquoi donc le poids n'a-t-il pas été un problème chez moi ? »

Pourquoi peut-on grossir en arrêtant de fumer ?

- La première cause est la **prise en excès de nourriture** pour résister au besoin de fumer : le fait d'arrêter de fumer sans manque prévient les fortes prises.
- La deuxième cause est la **modification du « biotope »**. Le biotope est l'ensemble des bactéries de la flore intestinale dont la composition est différente chez les fumeurs et les non-fumeurs. Les bactéries des fumeurs seraient plus aptes à augmenter le niveau de catabolisme que celles des non-fumeurs, expliquant un meilleur contrôle du poids.
- **L'activité physique** est souvent modifiée à l'arrêt du tabac. Le sport ou la simple activité physique peut aussi avoir une influence. L'idéal étant de bouger plus quand on se libère du tabac.

En se libérant par plaisir et sans effort du tabac, il est possible de ne pas observer de variations de poids.

## TIENS, J'AI PLUS D'ARGENT À LA FIN DU MOIS !

Le tabac coûte cher en espérance de vie, en années de bonne santé, mais aussi en argent. Si le prix de votre paquet quotidien est de 7 €, c'est 210 € qui partent en fumée chaque mois.

Si le tabac était un produit de consommation courante, les considérations budgétaires conduiraient à faire des choix et à arrêter la cigarette ; mais l'achat de tabac n'est pas un choix libre, c'est une dépense guidée par l'addiction et non par la raison.

En arrêtant de fumer, vous redevenez libre et vous économisez. Certes, vous avez dépensé un peu d'argent pour la nicotine non fumée, mais objectivement après la dernière cigarette vous aurez réduit vos dépenses de 300 ou 500 € en 3 mois et bientôt ce sera 210 € de plus par mois. Ces dépenses en moins vont compter, à vie, dans votre budget. Sur Internet ou sur votre téléphone, vous trouverez de nombreuses applications qui, jour après jour, vous permettront de suivre les économies réalisées grâce à l'abandon du tabac.

Gardez une partie de ces économies pour vous faire plaisir et l'autre pour équilibrer votre budget.

## TIENS, MON SOMMEIL A CHANGÉ !

En arrêtant de fumer, le sommeil est souvent perturbé, il faut le savoir et l'analyser :

**Des rêves colorés** sont observés au cours de la substitution nicotinique, en particulier avec les patchs 24 heures. Ces rêves souvent agréables vont durer quelques semaines, puis s'estomper. L'activité diurne est normale. Ces rêves sont liés à la persistance de la stimulation des récepteurs nicotiniques durant la nuit.

**Le sommeil peut être haché**, de durée raccourcie, avec de nombreux rêves et une hyperactivité diurne en cas de surdosage en nicotine, invitant à ne pas utiliser de patch la nuit.

**Une insomnie à l'endormissement** ou au petit matin évoque un syndrome de manque de nicotine.

**Des cauchemars avec réveils nocturnes et ruminations** traduisent le plus souvent une poussée de dépression. En effet, l'arrêt du tabac peut s'accompagner de la décompensation d'une dépression. Mieux vaut anticiper et consulter que de laisser s'aggraver la dépression. Celle-ci est plus fréquente si on est mal substitué en nicotine non fumée. Parlez-en à votre médecin.

## TIENS, JE CROYAIS QUE POUR MOI LE TABAC C'ÉTAIT SURTOUT UNE GESTUELLE, UN COMPORTEMENT !

La gestuelle du fumeur est souvent surestimée.

Si on interroge les fumeurs sur les motifs de leur tabagisme, presque tous soulignent leur attachement à la gestuelle du tabac. Ils associent le fait de fumer à leur façon de se comporter en public.

Les fumeurs sont surpris de voir à quel point, avec une bonne substitution nicotinique, l'importance de la gestuelle diminue. Ainsi, à l'hôpital, de nombreux fumeurs reçoivent des substituts seulement parce qu'il est interdit de fumer à l'hôpital et que les médecins veulent éviter aux fumeurs, immobilisés au lit, un sevrage brutal de nicotine et son lot d'inconfort.

Changer sa gestuelle avant d'abandonner le tabac est cependant recommandé, car cela supprime les automatismes et chaque prise de cigarette. Dans la période de l'arrêt, changer de poche les cigarettes, ne plus fumer dans certains lieux, ne plus fumer en prenant sa voiture, utiliser un briquet et non des allumettes, sont autant d'attitudes qui vous aideront. Il faut casser les habitudes, se déconditionner.

La gestuelle du tabac existe, mais ce n'est pas elle qui freine le plus l'abandon du tabac.

## TIENS, JE RETROUVE LES GOÛTS ET LES ODEURS !

Les odeurs et les goûts sont intimement liés. Les récepteurs olfactifs situés à l'arrière de nos fosses nasales sont altérés par le tabagisme. Mais quinze jours après l'arrêt, l'odorat redevient plus performant. L'odorat est tout aussi amélioré sous cigarette électronique.

Les bonnes odeurs comme les mauvaises vont être plus intensément perçues. L'odeur de cendrier froid devient horrible pour beaucoup d'ex-fumeurs.

Mais les bonnes odeurs reviennent aussi, odeurs des fleurs, du fumet des repas.

Le goût est souvent amélioré : les légumes qui étaient fadasses dans l'assiette d'un fumeur reprennent un intérêt. Le fumeur aura besoin de mettre moins de sel et moins de graisse dans ses plats pour en rehausser le goût.

Retrouver l'odorat est le témoin de la restitution au moins partielle du revêtement de vos voies respiratoires : c'est un plaisir mais aussi un signe que votre corps se reconstruit et se réjouit de ne plus être pollué 300 fois par jour par la fumée du tabac.

## TIENS, LE TABAC N'EST PLUS « CLASSE » !

Après l'invention des cigarettes en 1850, la consommation de tabac dans le monde est restée relativement confidentielle jusqu'en 1944.

C'est après la Deuxième Guerre mondiale que la consommation a explosé, avec le développement des compagnies de tabac qui ont imposé « une norme fumeur » chez les hommes, puis chez les adolescents et les femmes.

Timidement d'abord, puis de manière plus poussée dans les pays industrialisés, le tabac est en phase d'être « dénormalisé ». Il est désormais associé à la maladie, à la dépendance, aux mauvaises odeurs et non plus aux grands espaces des cow-boys et à la liberté.

Alors qu'il y a trente ans, il fallait être fumeur pour être admis dans un groupe et pour aller dans des clubs distingués, il est maintenant préférable d'être non-fumeur pour être intégré dans une communauté.

En effet, en société, le fait de fumer est de plus en plus ressenti comme une gêne : on ne peut plus fumer dans les avions, dans les trains, au travail, et peut-être chez vous.

# ADRESSES UTILES

## ASSOCIATIONS DE PATIENTS OU D'AIDE AUX FUMEURS

En France, il n'existe pas d'association d'anciens fumeurs, comme il existe des associations d'anciens buveurs. Les associations de patients ou de vapoteurs jouent en partie ce rôle.

- AIDUCE : Association indépendante des usagers de cigarettes électroniques `www.aiduce.org` qui gère le premier forum Internet `www.forum-ecigarette.com`.
- Fondation du souffle et ses comités : `www.lesouffle.org`
- Ligue nationale contre le cancer et ses comités : `https://www.ligue-cancer.net`
- Fédération de cardiologie : `www.fedecardio.org`

## ASSOCIATIONS ANTITABAC

- Alliance contre le tabac : www.alliancecontreletabac.org
- Droits des non-fumeurs (DNF) : dnf.asso.fr
- CNCT (Comité national contre le tabagisme) : www.cnct.fr

Les consultations pour jeunes consommateurs s'occupent de plus en plus du tabac à côté du cannabis. Elles prodiguent des conseils anonymes et gratuits : www.drogues-info-service.fr

# INDEX